Bert Kellermann · Uwe Gronau

Suchtkrankheit überwinden

Basisinformationen für Suchtkranke

NEULAND
Geesthacht · 1999

Dieses Buch ist entstanden im Laufe der Jahre aus der gemeinsamen Arbeit der Patienten und Mitarbeiter der Suchttherapiestation des Hamburger Allgemeinen Krankenhauses Ochsenzoll. Vieles an Erkenntnissen und Einsichten verdanken wir den Sucht-Selbsthilfegruppen wie den Anonymen Alkoholikern und den Guttemplern.

Kritik und Änderungsvorschläge sind willkommen.

Die Deutsche Bibliothek – CIP-Einheitsaufnahme

Kellermann, Bert:
Suchtkrankheit überwinden : Basisinformation für Suchtkranke / Bert Kellermann ; Uwe Gronau. – Geesthacht : Neuland, 1996
ISBN 3-87581-164-X
NE: Gronau, Uwe

Bearbeitung: Beate Neß, Dassendorf
Satz: digitron GmbH, Bielefeld
Umschlaggestaltung: Iris Brandes Grafikdesign, Schneverdingen
Druck: Druckerei Runge GmbH, Cloppenburg

Printed in Germany
ISBN 3-3-87581-164-X
2., aktualisierte Auflage 1999

Inhalt

Vorwort

Was soll dieses Buch?

Es soll mir, dem suchtkranken Leser, dabei helfen, mir Klarheit über mich selbst, meine Probleme, meine Ziele und meine Möglichkeiten zu verschaffen. Es soll mir Denkanstöße geben.

Es soll mir die notwendigen Informationen geben. Klar ist dabei, daß auch das beste theoretische Wissen allein bei weitem nicht ausreicht, mich vor einem Rückfall zu schützen. Der Wandel meiner inneren Einstellungen und meiner Verhaltensweisen ist das Ziel.

Es soll mir wie ein Spiegel sein. Es soll mir helfen, nicht zu vergessen, daß ich suchtkrank bin, und so einen Rückfall verhindern.

Es soll mir auch eine Anleitung geben bei der Arbeit an mir selber, bei der notwendigen Selbsterkenntnis.

In diesem Buch wird vorwiegend vom Alkohol gesprochen. Alkohol ist aber nur eines von vielen Suchtmitteln, allerdings das verbreitetste. Anstelle des Wortes „Alkohol“ können auch die Worte „Beruhigungsmittel“, „Glücksspielen“ oder die Bezeichnungen anderer Suchtmittel stehen.

Ich frage mich selbst:

Welches Wort muß ich einsetzen?

Welches ist mein liebstes und wichtigstes Suchtmittel? Welche anderen Suchtmittel nehme (nahm) ich außerdem noch?

Was habe ich getan, und was kann ich tun, um einen Rückfall zu verhindern?

Das Alibi

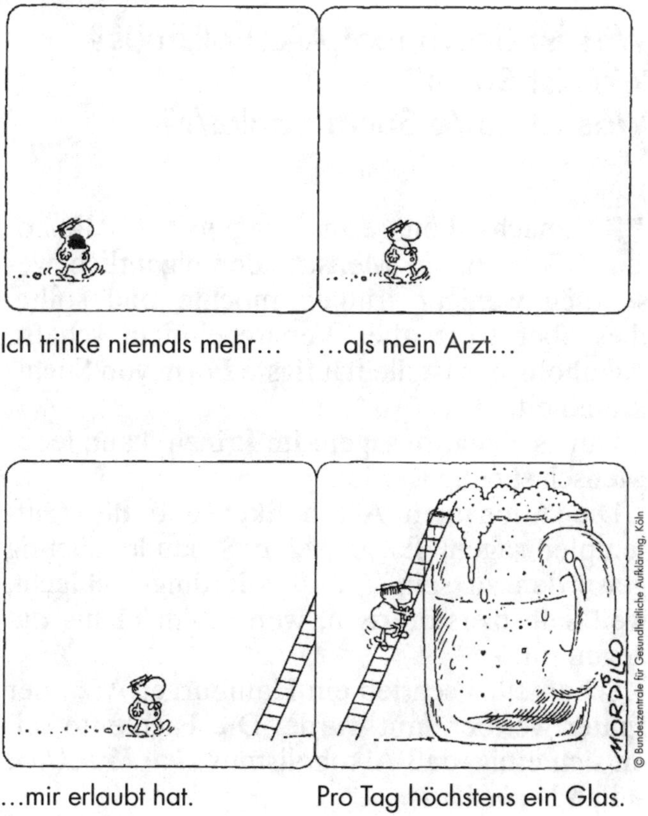

1

Bin ich Alkoholiker/in? Bin ich Suchtkranke/r?

Was ist überhaupt Alkoholismus? Was ist Sucht? Was ist ein/e Suchtkranke/r?

Zunächst könnte man sagen: Ein Alkoholiker ist ein Mensch, der eigentlich wesentlich weniger trinken möchte und sollte, dies aber trotz aller Versuche nicht schafft. Alkoholismus ist die häufigste Form von Suchtkrankheit.

Um es gleich zu sagen: Im Prinzip kann jeder Mensch süchtig werden.

Die Anonymen Alkoholiker und die Guttempler sagen: Es ist keine Schande, süchtig geworden zu sein. Es ist allerdings schlecht, weil selbstzerstörerisch, wenn man nichts dagegen tut.

Schon 1904 schrieb ein Hamburger Arzt, der später weltberühmt wurde: Die Fachleute seien sich einig, daß Alkoholismus *eine Krankheit* sei und *kein Laster*.

Die Vorurteile gegenüber den Alkoholikern bestanden jedoch in der Öffentlichkeit fort. Schließlich wurde 1968 höchstrichterlich festgestellt, daß Alkoholismus eine Krankheit ist. Dies gilt auch für die anderen Formen von Suchtkrankheit.

Trotzdem glauben immer noch viele Menschen, ein Alkoholiker/Süchtiger sei willensschwach, haltlos, asozial. Sie glauben, die Alkoholiker sollten doch verdammt nochmal einfach weniger trinken und sich nicht so gehen lassen.

Eigenartigerweise haben viele Alkoholiker zu Anfang dieselben negativen Vorurteile gegenüber den anderen Alkoholikern wie die nichtinformierte Öffentlichkeit. Sie können sich deshalb nicht selber als Alkoholiker erkennen, weil kein Mensch sich selbst mit einem negativ bewerteten Bild von einem Menschen identifizieren kann.

Ich frage mich selbst:

Wie ist meine Meinung über die anderen Alkoholiker? Sind das alles Penner und Psychopathen?

Bin ich eigentlich ein Alkoholiker bzw. .... -Süchtiger (bitte das eigene Suchtmittel einsetzen)?

Was halte ich von folgender Definition?

Ein Alkoholiker (.... - Süchtiger) ist ein Mensch, der glaubt, ohne sein Suchtmittel

Alkohol (bzw. - ....) nicht existieren zu können und der die Kontrolle über den Konsum seines Suchtmittels weitgehend verloren hat. Im Grunde ist er aber ein Mensch wie jeder andere auch. Er hat die Fähigkeit, sich aus seiner Sucht zu lösen durch den *Entschluß zum suchtmittelfreien Leben*.

Sucht gilt offiziell zwar als (psychische) Krankheit. Sie unterscheidet sich aber sehr von anderen Krankheiten: Bei den meisten anderen Krankheiten bin ich als Patient der Kunst meines Arztes/Therapeuten ausgeliefert. Ich empfange geduldig leidend seine Behandlung durch Medikamente etc. und kann selber nur wenig für meine Therapie tun.

Bei einer Suchtkrankheit ist jedoch das genaue Gegenteil der Fall: Auch der beste Arzt/Therapeut kann einen Süchtigen nur unterstützen. Nur der süchtig gewordene Mensch selber, nur ich kann den Entschluß zum suchtmittelfreien Leben fassen und realisieren.

Das ist das Wunderbare an einer Suchtkrankheit: Ich kann selber sehr viel gegen meine Suchtkrankheit tun. Langfristig muß ich selbst mein Therapeut werden und sein.

Genauer: Nur ich kann meine Einstellungen und mein Verhalten ändern. Nur ich kann aufhören mit dem Suchtmittelkonsum. Nur ich kann etwas tun gegen meine Sucht. Ich bin für meine Therapie selbst verantwortlich. Also *ich* muß was tun. Andere Menschen können mich nur dabei unterstützen.

Die Entscheidung zur Umkehr, zur abstinenten Lebensweise muß *ich für mich* treffen. Ich will wieder die Verantwortung für mich übernehmen.

Ich weiß, daß ich kein schlechter Mensch bin. Ich bin nicht willensschwach, haltlos, lasterhaft usw. Wenn andere Menschen mir Vorwürfe gemacht haben wegen meiner Sucht und wegen meines Suchtmittelkonsums, so liegt das daran, daß sie es nicht besser wußten, daß sie unter dem Einfluß ihrer Vorurteile standen.

Ich bin nicht süchtig geboren, sondern bin es erst geworden. Früher, in der Anfangszeit, hat mir der Suchtmittelkonsum auch viel Positives gegeben. Früher war es hilfreich und schön, mein Suchtmittel zu konsumieren. Aber diese Zeit ist vorbei und kommt nicht wieder. – Kann ich diese Erkenntnis wirklich innerlich vor mir selber akzeptieren?

Bei anderen Krankheiten ist es so, daß ein Arzt die Diagnose stellt. Bei einer Suchtkrankheit, z. B. bei einer Alkoholsucht ist es therapeutisch wichtig, daß der Betroffene selbst die Diagnose bei sich stellt und *im Inneren akzeptiert.*

Solange ich meine Krankheit verleugne, werde ich weiter leiden müssen.

Ich frage mich selbst:

Bin ich ein Alkoholiker? Bin ich ein Suchtkranker?

Wenn ich diese Fragen bejahe, will ich auch die Konsequenzen tragen? Will ich wieder selbst die Verantwortung für mein Leben und mein Verhalten übernehmen?

Ich will mich und mein Leben nicht länger fremden „Stoffen" und fremdbestimmten Verhaltensweisen überlassen. Ich will wieder selbst bestimmen, welchen Weg ich gehe.

Auf die Perspektive kommt es an

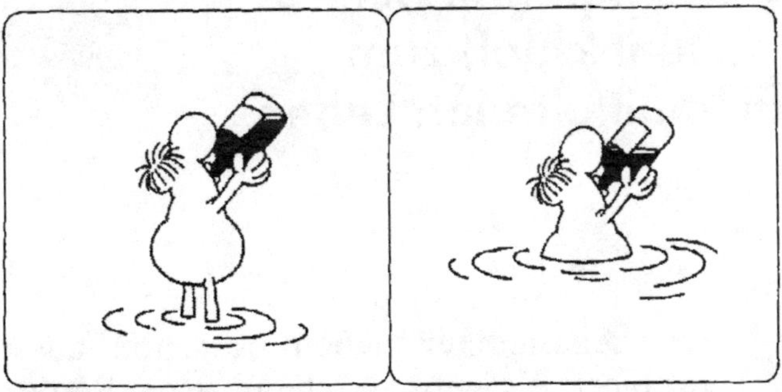

Immer wenn ich trinke… …habe ich das angenehme Gefühl…

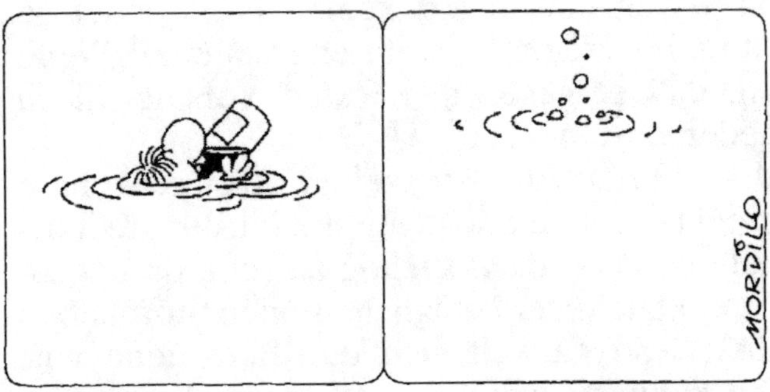

…daß die ganze böse Welt… …um mich herum versinkt.

2

Das Kontrollverlust-Phänomen und der Basisentschluß zum suchtmittelfreien Leben

Viele Alkoholiker haben es schon ausprobiert: Es geht durchaus, eine Weile lang gar nichts zu trinken. Wenn ein Alkoholiker dann anfängt, wieder etwas zu trinken und dabei nur soviel wie ein Normalbürger trinken will – „es soll ja auf keinen Fall wieder so schlimm werden“ –, stellt er nach einer Weile fest, daß er gegen alle festen Vorsätze doch wieder extrem trinkt.

Es ist fatal: Eine kurzzeitige Abstinenzphase erzeugt bei dem Süchtigen die illusionäre Vorstellung, doch nicht süchtig zu sein, da angeblich ein Süchtiger ja täglich „seinen Stoff haben müsse“. So gaukelt sich der Betroffene vor: „Ich kann meinen Alkoholkonsum kontrollieren.“ Konsequenterweise wird er wieder zu trinken anfangen, zunächst ganz „normal“, bald aber wieder exzessiv.

Die Wahrnehmung des eigenen Trinkverhaltens ist bei einem solchen Betroffenen getrübt, die Sucht vernebelt ihm die realistische Selbsteinschätzung: „Ich kann doch kontrolliert trinken, also bin ich nicht süchtig – also kann ich auch trinken – ich kann ja jederzeit wieder aufhören!“

Ich frage mich selbst:

Kenne ich das bei mir auch?

Habe ich auch schon mal versucht, wieder wie ein Normalbürger kontrolliert zu trinken, es aber nur kurze Zeit geschafft?

Dies nennt man das *Kontrollverlust-Phänomen*. Ein süchtig gewordener Mensch kann sein Suchtmittel nicht mehr mäßig bzw. normal konsumieren, zumindest nicht über eine längere Zeit. Es ist sozusagen die Konsumbremse kaputt.

Das Kontrollverlust-Phänomen gibt es u. a. auch bei den süchtigen Rauchern: Selbst wirklich willensstarke, psychisch und sozial völlig stabile Raucher können auch mit größten Anstrengungen ihren täglichen Zigarettenkonsum nicht auf etwa fünf Zigaretten reduzieren, auch wenn sie es unbedingt wollen; über kurz oder lang rauchen sie wieder die alte Menge.

Bei einem süchtig gewordenen Menschen ist der Suchtmittelkonsum mitsamt dem Kontrollverlust-Phänomen ein tief eingeschliffenes Verhalten, das er auch nach Jahren ohne Suchtmittelkonsum erfahrungsgemäß nicht verlernt hat. Man verlernt ja auch das Radfahren nicht, auch wenn man viele Jahre lang nicht gefahren ist.

Auch der langjährig „trockene" Süchtige kann nicht vergessen, welche Wirkung sein ehemaliges Suchtmittel bzw. seine süchtigen Verhaltensweisen bei ihm früher hervorgerufen haben. Gerade in Krisenzeiten drängt sich oft die Erinnerung an die früher so wohltuend berauschend empfundenen „Fluchtwege aus der Realität" auf. Da darf sich in solchen Situationen der abstinent Lebende nicht die Kontrolle über sich nehmen lassen.

Manchmal kommt es nach dem ersten Schluck Alkohol innerhalb weniger Stunden zum völligen Absturz. Meist dauert es mehrere Wochen, aber der erste Schluck war der Beginn. Es geht nicht um den Stoff Alkohol, sondern um die durch seine Wirkung ausgelösten Gefühle und Gedanken. Das Kontrollverlust-Phänomen ist hauptsächlich psychisch und kaum körperlich bedingt.

Das Kontrollverlust-Phänomen ist eine Erfahrungstatsache, die sich immer wieder bestätigt hat. Die einzig mögliche Konsequenz daraus ist, wenn man wirklich etwas ändern will, der *Entschluß zum suchtmittelfreien Leben*.

Dieser Entschluß ist die Basis der Therapie. Er fällt vielen schwer, weil man sich zunächst ein Leben zum Beispiel ganz ohne Alkohol bzw. ohne sein Suchtmittel nur sehr schwer nicht ein Hintertürchen offen läßt. Der für sich selbst gefaßte Entschluß zur Abstinenz ist der größte und wichtigste Schritt aus der Abhängigkeit hin zur neuen persönlichen Freiheit (nicht nur vom Suchtmittel).

Es funktioniert also in der Regel nicht, wenn jemand glaubt, Ausnahmen machen zu können. *Die Grenze Null ist die klarste Grenze.* Es ist wirklich am einfachsten, das erste Glas stehen zu lassen, die erste Pille nicht zu nehmen oder das erste Spiel nicht zu machen!

Die „Grenze Null" bedeutet auch, den mehr oder minder verdeckten Alkohol in Weinbrandpralinen, alkoholhaltigen Medikamenten, angeblich alkoholfreiem Bier etc. zu meiden. Für den süchtigen Glücksspieler bedeutet die „Grenze Null" Verzicht auch auf scheinbar harmlose Glücksspiele wie Karten- und Würfelspiele und ähnliches (Computerspiele, Gameboy etc.).

Auch eine tatsächlich alkoholfreie Bowle kann zum Rückfall führen, da psychische Vorgänge eine große Rolle spielen.

Manche (vor allem flüssige) Medikamente enthalten Alkohol, zum Beispiel Heilkräuter-Tropfen. Der Vermerk auf dem Beipackzettel „Enthält Äthanol!" bedeutet, daß dieses Medikament Alkohol enthält. Leider findet sich dieser Warnvermerk nicht auf allen alkoholhaltigen Medikamenten und Nahrungsmitteln. Vorsicht auch bei Dosensuppen, Alkohol im

Kuchen und in Speiseeis, Pudding usw. (siehe auch Kap. 8).

Einige Medikamente, vor allem Distraneurin, Schlafmittel und Beruhigungsmittel, sind gegen Alkohol austauschbar. Die Benzodiazepin-Tranquilizer werden immer noch zu oft verschrieben. Mancher Rückfall hat mit einer Tablette Valium o. ä. begonnen. Mancher Alkoholiker ist auf Sucht-Medikamente „umgestiegen" („von der Pulle zur Pille", „von Astra zu Distra"). Besondere Vorsicht ist auch bei codeinhaltigen Mitteln (Hustensäfte) und vielen alkoholhaltigen Stärkungsmitteln geboten.

Es gibt auch den Umsteigeeffekt. Beispielsweise ist mancher Alkoholiker auf andere Suchtmittel, zum Beispiel Glücksspielen umgestiegen. Mancher süchtige Spieler ist zum Alkoholiker bzw. medikamentenabhängig geworden. Die einzelnen Suchtmittel sind eben – mehr oder minder ausgeprägt – gegeneinander austauschbar. Totalabstinenz bedeutet deshalb Verzicht auf alle Suchtmittel.

Ohnehin ist es in der Therapiegruppe der Solidarität wegen notwendig, daß zum Beispiel bei gemeinsamer Therapie von Alkoholikern und süchtigen Glücksspielern auch der Alkoholiker auf Glücksspiele und der süchtige Glücksspieler auf Alkoholkonsum verzichtet, dies gilt auch für Medikamentenabhängige.

Ein suchtmittelfreies Leben („Abstinenz") ist für einen süchtig gewordenen Menschen kein wirklicher Verzicht, sondern Befreiung, ein Gewinn an Lebensqualität.

Der Entschluß zum suchtmittelfreien Leben wird im Laufe der Zeit immer mehr verinnerlicht und selbstverständlich. Bei Alkoholikern läuft dieser Entwicklungsprozeß häufig in folgenden Schritten ab: „Ich darf keinen Alkohol trinken." „Ich will keinen Alkohol trinken." „Ich brauche keinen Alkohol trinken." „Ich lebe ohne Alkohol frei und zufrieden." Das Ziel ist die zufriedene Abstinenz.

Besonders in der ersten Zeit der Abstinenz ist es wichtig, sich – vor allem zu Hause – eine suchtmittelfreie Zone zu verschaffen. Wenn der Alkohol oder das jeweilige Suchtmittel in greifbarer Nähe ist, dann ist jeder Süchtige, auch der langjährig trockene, nur eine Armlänge vom Rückfall entfernt.

Je mehr Distanz, innere und äußere, ich zwischen mir und dem Suchtmittel schaffe, umso größer ist mein Schutz vor Rückfälligkeit (siehe auch Kap. 8, Rückfallvorbeugung).

Prinzipien sollte man haben

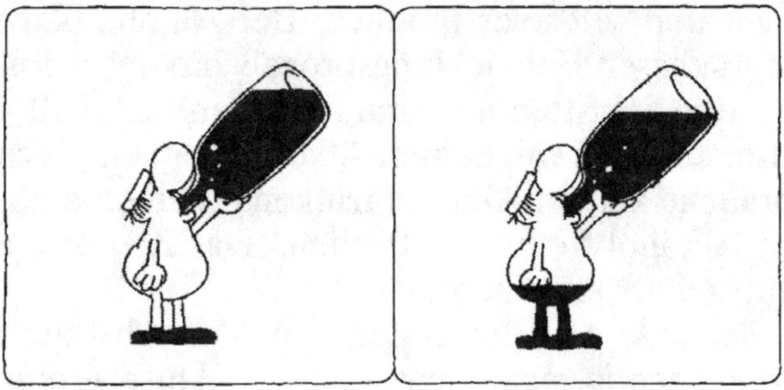

Wenn ich trinke…

…trinke ich mäßig…

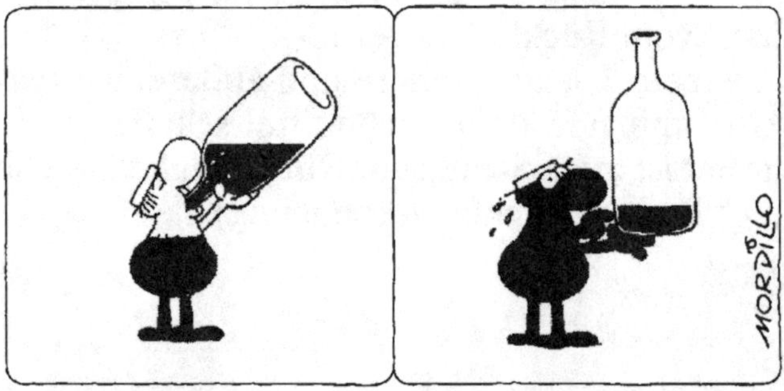

…ich gehe nie…

…über mein Maß hinaus!

3

Die Hintergrundprobleme

Viele Leute glauben, ein Alkoholiker würde soviel trinken, weil er so viele Probleme habe. In Wirklichkeit ist es meistens anders herum: Ein Alkoholiker hat so viele Probleme, weil er soviel trinkt. Wo ein Problem in Verbindung mit Alkohol auftaucht, ist meist auch der Alkohol bereits zum Problem geworden.

Durch eine Sucht entstehen viele Probleme, sowohl im seelischen als auch im sozialen Bereich, oft schließlich auch im körperlichen Bereich. Diese Sucht-*Folgeprobleme* verschlimmern die Sucht: Wenn jemand vor der Entwicklung seiner Sucht keine Probleme hatte, so hat er nun welche, die er vergessen möchte; deshalb trinkt er mehr, um sich zu betäuben.

Viele Menschen, die in eine Sucht geraten sind, hatten jedoch schon *vor* ihrer Sucht Lebensprobleme: Ängste, Selbstunsicherheit, Hemmungen im sozialen Kontakt, Depression, Schuldgefühle, Konflikte, unverarbeitete Erlebnisse etc. Diese Probleme waren vermutlich bei ihnen Auslöser ihrer Sucht. Man sagt auch, hinter einem Suchtproblem steckt meist ein psychisches Problem.

Solche *Grundprobleme* (Hintergrund-Probleme) sind zu unterscheiden von den Folgeproblemen. Diese Unterscheidung ist allerdings nicht immer möglich, weil sich oft die Grundprobleme durch die Sucht noch weiter verstärken; dies nennt man einen *Teufelskreis*. Ein Beispiel: Ein Mann trinkt aus Trauer darüber, daß seine Ehe schlecht ist. Durch sein Trinken wird die Ehe aber noch schlechter. (Zudem hat er möglicherweise in seiner Kindheit und Jugendzeit nicht gelernt, mit Beziehungsproblemen umzugehen.)

Dieser Mensch und eigentlich wir alle tendieren dazu, unsere Probleme nicht aktiv anzugehen, sondern im Sinne einer Selbstbehandlung mit Alkohol oder einem anderen Suchtmittel zu betäuben, um sie zu „vergessen". Nur selten regeln sich Probleme von allein; wenn sie nicht bearbeitet werden, werden sie eher größer. Alkohol löst keine Probleme, er konserviert und verstärkt sie. Dies gilt auch für andere Suchtstoffe und für Glücksspiele.

Seine persönlichen Grundprobleme sind einem Suchtkranken selten voll bewußt; manches ist im Unbewußten verborgen; vieles ist aber halbbewußt und kann voll bewußt gemacht und klar erkannt werden. Denn erst durch das klare Erkennen von Problemen hat der Betroffene die Möglichkeit, an diesem

Problem etwas zu ändern oder es als unabänderlich zu akzeptieren. Voraussetzung für das Erkennen ist eine „nüchterne“ Sichtweise.

Ein Teil der Probleme sind *Folgeprobleme* der Sucht, zum Beispiel Arbeitslosigkeit, Schulden, Ehezwist, Isolierung usw. Sucht führt zu Folgeproblemen, und Folgeprobleme verschlimmern die Sucht („Teufelskreis“). Zum Wiederaufbau in der Abstinenz gehört die Bearbeitung dieser Probleme dazu, da sonst die Rückfallgefahr größer ist.

Andere Probleme, nämlich die sogenannten *Grundprobleme* bestanden schon vor Beginn der Sucht und sind möglicherweise die Auslöser der Suchtentwicklung gewesen. Es können irgendwelche Konflikte sein, die im Unbewußten verborgen oder nur halb bewußt sind oder nicht verarbeitete Erlebnisse, die wie offene Wunden in der Seele noch nach Jahren schmerzen. Diese können eventuell voll bewußt gemacht und erkannt werden, so daß die Bearbeitung dieser Konflikte möglich wird.

Suchtkranke haben anscheinend besonders häufig ungelöste Probleme mit ihren Eltern. Selbst 40- oder 50-jährige Suchtkranke berichten voller Wut über Streit mit ihrem Vater oder ihrer Mutter oder eine Eltern-Ersatzfigur, als ob sich dieser Streit erst vor wenigen Tagen und nicht vor vielen Jahren ereignet habe. Die psychischen Wunden der Kindheit und Jugendzeit schmerzen also noch. Dann ist es wichtig, daß der Betreffende diese alten und immer noch aktuellen Probleme gezielt angeht und irgendwie mit seinen Eltern Frieden schließt, zum Beispiel ihnen verzeiht und sie – so wie sie nun mal sind – mit ihren eigenen Problemen akzeptiert und sie nicht weiter verantwortlich macht für die heutigen Probleme.

Seine Grundprobleme („Lebensprobleme") kann jemand am ehesten erkennen, wenn er sich fragt: Was war damals mit mir los, als es bei mir anfing, daß der Alkohol (bzw. mein Suchtmittel) für mich die Funktion eines Betäubungsmittels erhielt? Was gab mir damals der Alkohol (bzw. mein Suchtmittel)? Oft liegt dieser Beginn der Suchtentwicklung weiter zurück als angenommen wird.

Nur wer sein Suchtproblem zu lösen imstande ist, wird auch in die Lage kommen, seine Hintergrundprobleme und die Folgeprobleme seines Suchtmittelkonsums anzugehen.

Menschen mit Problemen nehmen Suchtmittel häufig im Sinne einer Selbstbehandlung. Dadurch bewältigen sie die Probleme allerdings nicht, sondern vergessen sie nur und betäuben sich. („Alkohol löst keine Probleme, er konserviert und verschärft sie nur!")

Ein wichtiges und vorrangiges Problem, das viele Suchtkranke in der Therapie belastet, ist die Verschlechterung der Partnerschaft (soweit sie überhaupt noch besteht) durch die Sucht. Oft haben die Partner bzw. Familienmitglieder

(Kinder!) noch mehr unter der Sucht gelitten als der Betroffene selbst. Viele Suchtkranke haben davon kaum eine Ahnung oder machen es sich nicht klar. Mancher Alkoholiker glaubt sogar, seine Frau habe nur seine Fahne gestört und nicht sein primitives, gemeines, oft auch aggressives Verhaltensmuster unter Alkoholeinfluß. Es ist wichtig, sich in den anderen hineinzufühlen, zum Beispiel: „Was mag meine Frau empfunden haben, wenn ich unter Alkohol stand?“ (Versuch eines Rollentausches in Gedanken.) Selbstvorwürfe und Schuldgefühle bringen aber wenig, sie hemmen nur. Beim Versuch, die Partnerschaft wieder aufzubauen, ist viel Geduld und Feingefühl notwendig. Der Betroffene muß damit rechnen, daß sein(e) Partner(in) noch lange Zeit mißtrauisch ist (siehe auch Kap. 9).

Grundprobleme und Folgeprobleme, die bewältigt werden können, sollten bewältigt werden, weil dies für die Rückfall-Prophylaxe wichtig ist. Gegenüber den Problemen, die nicht zu bewältigen sind, sollte der Betreffende eine innere Einstellung des gelassenen Akzeptierens entwickeln. Es gilt auch, zu lernen, Dinge hinzunehmen, die nicht zu ändern sind.

Kein süchtig gewordener Mensch darf jedoch glauben, daß er von seiner Suchtkrankheit geheilt sei, wenn er alle seine Probleme gelöst hat. Denn eine Sucht macht sich selbständig. So kann die Sucht eines Menschen die Folge (das „Symptom“) seiner Probleme sein. Immer aber ist und bleibt eine Sucht eine *eigenständige Krankheit* (genauer: psychische Störung) mit eigenen typischen Symptomen. Das heißt, selbst wenn zum Beispiel in einer Therapie die Hintergrund- und Folgeprobleme des Suchtkranken erkannt und aufgearbeitet worden sind, *bleibt* das Suchtproblem! Wer das vergißt, wird bald wieder in altes (Trink-)Verhalten zurückfallen.

Suchtkrankheit kann zum Stillstand gebracht werden, aber nur durch Abstinenz, und nur nüchtern kann eine psychische Genesung längerfristig fortschreiten. Eine „totale Heilung“ von der Sucht wird es nach jetzigen Erkenntnissen nicht geben. Immer wieder werden Menschen, die fünf, zehn Jahre oder länger „trocken“, das heißt abstinent, gelebt haben, rückfällig, weil sie glauben, alle ihre Probleme seien nun gelöst, und dabei ihr Suchtproblem vergessen.

Noch einmal ganz deutlich:

Nur wer sein Suchtproblem zu lösen imstande ist und suchtmittelfrei lebt, wird imstande sein, die Hintergrundprobleme seiner Sucht und deren Folgeprobleme zu bearbeiten.

Schluck für Schluck

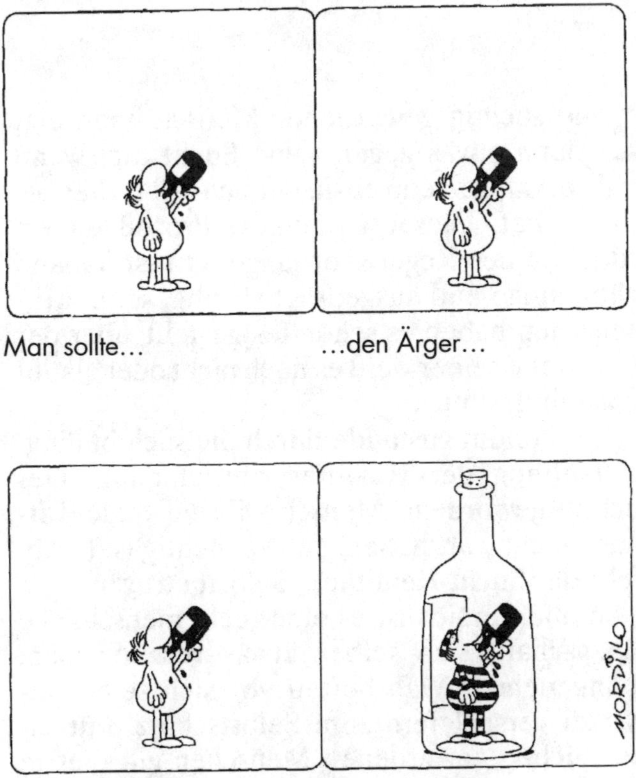

Man sollte… …den Ärger…

…runterspülen… …das befreit!

4

Die Abwehr der Sucht-Realität

Ein süchtig gewordener Mensch kann erst dann etwas gegen seine Sucht tun, wenn er sie erkannt, wenn er sie bei sich selbst diagnostiziert hat. Dieser Erkennens-Prozeß dauert jedoch in der Regel sehr lange. Oft ist jemand schon lange und ausgeprägt süchtig, seine Mitmenschen haben es schon festgestellt, aber der Betroffene selber weiß es noch nicht oder glaubt es zumindest nicht.

Dies kommt zustande durch die suchtbedingte Trübung der Realitätswahrnehmung: Der süchtig gewordene Mensch will die reale Tatsache nicht wahrhaben, daß er süchtig ist („Abwehr der Sucht-Realität", „Selbstbetrug").

An und für sich ist es eine recht menschliche Eigenschaft, sich selber etwas vorzumachen, unangenehme Wahrheiten vor sich selber etwas zu verschleiern zum Selbstschutz. Für einen süchtig gewordenen Menschen gilt dies in besonderem Maße: Lange Zeit will er oder kann er durch seine Abwehr seiner Sucht-Realität die Tatsache nicht vor sich selbst akzeptieren, daß er süchtig geworden ist.

Dadurch hält der Betroffene die Realität seiner Sucht vor sich verborgen. Dies hat aber zur Folge, daß er nichts gegen seine Sucht unternehmen kann, seine Krankheitseinsicht („Kapitulation" vor dem Suchtmittel) wird verhindert. So kommt es dazu, daß ein süchtig gewordener Mensch sich – und oft auch seine Familie – immer weiter zugrunde richtet. Er glaubt fatalerweise, ohne sein Suchtmittel nicht existieren zu können, und vernichtet gerade dadurch zunehmend seine Existenz und gefährdet oft auch andere in seinem persönlichen Umfeld.

Es ist also für einen süchtig gewordenen Menschen existenznotwendig, möglichst früh seinen Selbstbetrug zu erkennen. Seine Mitmenschen in der Selbsthilfegruppe oder in der Therapiegruppe können ihm dabei helfen, zum Beispiel durch Konfrontation mit der Realität seiner Sucht und seiner suchtbedingten Verhaltensweisen.

Wenn ich selbst die klare Sicht für mich und meine Situation verloren habe, sollte ich zulassen, daß andere mir hilfreich die Augen öffnen bzw. mir durch kritische Rückmeldungen die Chance geben, mich und meine Sucht bei meinem Selbstbetrachtung realistischer zu sehen.

Als typische Methoden der Selbsttäuschung (Abwehr der Sucht-Realität) sind im Verlauf der Suchtkrankheit zu beobachten:

Verleugnung

Der suchtkrank gewordene Mensch verleugnet ganz einfach sein Suchtproblem vor den anderen Menschen und vor allem sich selber. Man kann auch sagen: hinsichtlich seiner Sucht belügt er die anderen und vor allem sich selber. Zum Beispiel trinkt er heimlich und glaubt, wenn es die anderen nicht merken würden, sei gar nichts geschehen. Ein anderes Beispiel: Eindeutige Folgeprobleme seiner Sucht will der Betroffene nicht wahrhaben. Er weigert sich, sich selbst nüchtern zu betrachten, er ist nicht ehrlich mit sich, darauf angesprochen, reagiert er oft aggressiv abwehrend.

Bagatellisieren

Der Betroffene verharmlost seine Suchtprobleme vor sich und den anderen. Z. B. gibt er seine täglichen Trinkmengen vor sich und den anderen wesentlich niedriger an. Oder er glaubt tatsächlich, er würde soviel trinken, weil es ihm so gut schmecken würde.

„Ich bin bloß Problem-Trinker!“

„Ich bin bloß Quartals-Trinker!“ (Sogenannte Quartalstrinker sind Menschen, die immer wieder nach einer Weile „vergessen“, daß sie nicht mehr normal, also kontrolliert trinken können. Die Zwischenräume zwischen den Trink-Phasen werden oft immer kürzer.)

Verdrängung

„Ich bin doch gar nicht süchtig. Ich habe bloß so viele Probleme. Deshalb muß ich trinken."

„Ich könnte jederzeit aufhören, wenn ich wollte."

Wunschdenken

Wenn ein Suchtkranker nach dem Entzug sich wieder erholt hat, „vergißt" er oft, was gewesen war, was er erlitten hat, was er sich fest vorgenommen hat. Er glaubt, Alkohol (bzw. sein Suchtmittel) sei kein Problem mehr für ihn, weil er gar kein Verlangen mehr danach spüre. Er glaubt, er sei doch gar nicht süchtig und könne wieder kontrolliert trinken. „Nur ein Bier, das kann doch nichts schaden, nur ein bißchen, da kann nichts passieren. Es wird schon gut gehen. Es wird schon alles wieder von allein in Ordnung kommen." Leider ist schon mancher Entzug zum „End-Zug" (aufs Abstellgleis) geworden!

Ausweichen

Alle Menschen tendieren zum Ausweichen vor unangenehmen Dingen. Süchtig gewordene

Menschen sind aber „Weltmeister im Ausweichverhalten".

Beim Gespräch über ihre Suchtproblematik verhalten sich Suchtkranke oft wie die berühmte Katze, die um den heißen Brei schleicht. Sie reden von allem anderen, nur nicht von ihrer Sucht. Immer wieder schweifen sie vom Thema ab. Wenn überhaupt, sprechen sie nur theoretisch und vornehm-distanziert über ihre Suchtprobleme, als ob sie von einem ganz anderen Menschen sprechen würden. Sie „rationalisieren", das heißt, sie versuchen ihr süchtiges Verhalten rational zu begründen und verbinden keine Gefühle mit dem, was sie sagen. Sie überzeugen mit zum Teil großem schauspielerischen Talent ihre (Gesprächs-) Partner, daß viele ein Suchtproblem haben, sie selbst aber eher nicht.

Jemand, der suchtkrank geworden ist, muß schon direkt an sein Suchtproblem herangehen. Der bequeme Ausweg führt in der Regel nicht weit.

Projektion

Alle Menschen, besonders aber Suchtkranke tendieren dazu, zum (scheinbaren) Selbstschutz Ursache und Folge miteinander zu verwechseln. Ein Beispiel:

Meine Frau ist eine Xanthippe geworden, sie ist lieblos und frigide, dauernd schimpft sie, deshalb halte ich es zu Hause nicht aus und gehe einen trinken! –

In Wirklichkeit: Die Frau findet ihren ständig angetrunkenen Mann abstoßend und in seinem ganzen Wesen verändert; deshalb kann sie ihn nicht mehr so lieben wie früher einmal. Ein anderes Beispiel:

Der böse Alkohol ist an meinem ganzen Elend schuld!

In Wirklichkeit ist der Alkohol harmlos und tut niemanden etwas – wenn niemand ihn trinkt.

Suchtdenken

Ein Alkoholiker (bzw. ein suchtkrank gewordener Mensch) redet sich alles mögliche ein, weshalb er jetzt unbedingt trinken (bzw. sein Suchtmittel konsumieren) müsse. „Erst 'mal bißchen was trinken. Dann wird's gleich besser. Eigentlich wollte ich doch gar nicht. Ach was, bloß nicht lange nachdenken, bloß schnell einen kippen, das muß jetzt sein." Mit Pseudo-Begründungen seines Alkoholkonsums („Ich muß jetzt trinken, weil ...") beruhigt er sich selbst. In Wirklichkeit gibt es gar keinen Grund zu trinken, aber viele Gründe aufzuhören.

Regression (kleinkindhaftes Verhalten)

Suchtkranke reden sich selber oft ein, sie seien hilflos und schwach und vergehen in Selbstmitleid. Andere sollten die Verantwortung für sie übernehmen, sie selbst können sich gegen die Sucht nicht wehren.

Inaktivität

Viele Suchtkranke lassen eine stationäre Suchttherapie über sich ergehen und sitzen sozusagen ihre Zeit ab. Sie meinen, es reiche, bei allen therapeutischen Aktivitäten brav dabeizusein und ansonsten ein Vierteljahr lang die gewiss heilsame Luft der Therapiestätte einzuatmen, um Kurlaub zu machen. Sie nutzen ihre vielfältigen Chancen in der Therapie nicht, sie setzen sich mit ihrer Problematik nicht auseinander. Auch Pseudoaktivität ist Inaktivität. Das endet dann meist in der Feststellung: „Die Therapie hat mir nichts gebracht!"

Tatsache ist: Wenn ich etwas tue in der Therapie, „wenn ich selbst etwas bringe", wird meine Therapie mir etwas bringen!

Selbstaufgabe, Selbstblockade, Selbstsabotage

„Was sollen die ganzen Anstrengungen? Es ist ja doch nicht zu schaffen. Viele andere sind wieder rückfällig geworden. Was habe ich noch im Leben ohne meinen Alkohol (mein Suchtmittel)? Da kann ich doch gleich weitertrinken."

Wenn jemand sich einredet, er könne es doch nicht schaffen, versucht er es nicht einmal richtig und nimmt sich selber seine Chancen. Negative Selbsteinschätzung verhindert positive Einsichten.

Infantiler Trotz

„Jetzt trinke ich erst recht, wenn ihr mir droht (mit Scheidung, Kündigung, Entmündigung etc.). Ihr seid dafür verantwortlich, wenn ich jetzt weitertrinke." Man könnte auch sagen: „Meine Mama hat selbst schuld, wenn ich friere, warum zieht sie mich nicht warm an!"

Scheinbare Selbstverteidigung

Mancher Suchtkranke verteidigt sich gegen den „Vorwurf", suchtkrank zu sein, als ob er auf der Anklagebank sitze. In Wirklichkeit: „Es ist keine Schande, Alkoholiker zu sein. Es ist aber übel, nichts dagegen zu tun."

Jeder Mensch kann in eine Sucht geraten, das hat nichts mit Schuld oder Versagen zu tun, auch wenn viele Laien dies annehmen.

Überraschend viele Alkoholiker haben über „den Alkoholiker" die gleichen Vorurteile wie die uninformierte Öffentlichkeit. „Ein Alkoholiker ist ein asozialer Penner. Ich bin kein asozialer Penner. Also bin ich kein Alkoholiker." Dabei ist ein Alkoholiker ein Mensch wie jeder andere auch, nur daß er die Fähigkeit verloren hat, wenig Alkohol zu trinken.

Scheinbare Selbstanklage

Manche Suchtkranke sprechen mit gewaltigen Worten wie ein Prediger über ihr „schlimmes" süchtiges Verhalten, jedoch so, als ob sie über irgendeinen Sünder, aber nicht über sich selber sprechen. Die anderen in der Gruppe sind beeindruckt. Dabei ist alles nur Theater, der so Agierende ist nicht „bei sich", seine Betroffenheit ist nicht ehrlich.

Das Heile-Welt-Spiel

Nach einer Krise tendieren manche Suchtkranke rasch dazu, sich selber zu beruhigen und sich einzureden, es sei doch alles wieder in Ordnung, es werde mit Sicherheit alles wieder gut werden. Eine optimistische Lebenseinstellung ist an sich gut. Doch muß ein Alkoholiker die Gefahren für sich sehen und ernst nehmen. Es gibt nicht nur die Sonnenscheinwelt. Der nächste Ärger, die nächste Enttäuschung usw. kommt bestimmt, und der Süchtige muß auch bei „Regenwetter“ raus in diese Welt, er muß lernen, sich auch an miesen Tagen davor zu schützen, „naß“ zu werden.

Kurzsichtiges Denken

Ein suchtkrank gewordener Mensch denkt oft nur an den nächsten Moment und nicht an die voraussehbaren längerfristigen Folgen seines Suchtmittelkonsums. Er sieht nur die kurzfristige Befriedigung, den schnellen Rausch, die verheerenden Folgen läßt er außer acht.

Trotz aller schon erlittenen negativen Folgen, trotz der dann eindeutig zu erwartenden KonsequenzenundgegenallevernünftigenErwägungen und Vorsätze konsumiert er immer wieder sein Suchtmittel. Er ist beherscht von dem fast religionsartigen Glauben, sein Suchtmittel sei das Wichtigste und Größte („König Alkohol“).

Negative irrationale Selbsteinflüsterungen

„Ich schaffe es doch nicht!“ Oder: „Ich bin ein schlechter Mensch!“ „Ich bin nichts wert!“ Oder: „Ich kann ohne mein Suchtmittel nicht leben!“

Viele Menschen reden sich ständig solche unsinnigen Sachen ein, ohne sich dies klar zu machen. (S. a. Irrationale Gedanken nach Ellis.)

Mit einiger Übung kann jemand seine irrationalen Selbsteinflüsterungen selber erkennen. Ein Raucher beispielsweise könnte darauf achten, was er sich selbst über die Notwendigkeit des Rauchens einredet, wenn er sich eine Zigarette anzünden will. Er könnte vor dem Anzünden innehalten und sich selbst fragen, was er sich vom Rauchen dieser Zigarette eigentlich verspricht. Wenn er etwas selbstkritisch ist, wird er überrascht sein, welche unsinnigen Überzeugungen bei diesem *inneren Dialog* in ihm aufsteigen:

„Ich muß jetzt einfach rauchen. Sonst geht es mir nicht gut. Oder es passiert etwas Schreckliches. Los, zünde jetzt schnell an. Bloß nicht lange nachdenken!"

Bei der Betrachtung all dieser Verhaltensweisen muß berücksichtigt werden, daß diese bedingt sind durch die Krankheit. Der Suchtkranke „braucht" lange Zeit gewissermaßen diese Strategien zum Überleben, er hat (noch) keine anderen Möglichkeiten, mit seinen Problemen angemessen umzugehen.

Es gibt ohne Zweifel noch viele andere Methoden der Abwehr der Sucht-Realität. Irrationale Selbsteinflüsterungen gibt es bei jedem Menschen. Für einen süchtig gewordenen Menschen ist dies besonders gefährlich, weil es ihn hindert, gezielt etwas gegen seine Sucht zu tun. Im süchtigen Menschen wird so die Erkenntnis abgewehrt, süchtig zu sein.

Deshalb ist es eine notwendige Hilfe, wenn süchtig gewordene Menschen sich gegenseitig auf ihren „Selbstbetrug" aufmerksam machen („Moment mal, machst du dir nicht schon wieder was vor?").

Eine gute Möglichkeit, das zu erlernen, bietet die Therapie, eine sehr gute Möglichkeit, das nicht zu vergessen, ist die Selbsthilfegruppe (siehe Kap. 7).

Der perfekte Selbstbetrug

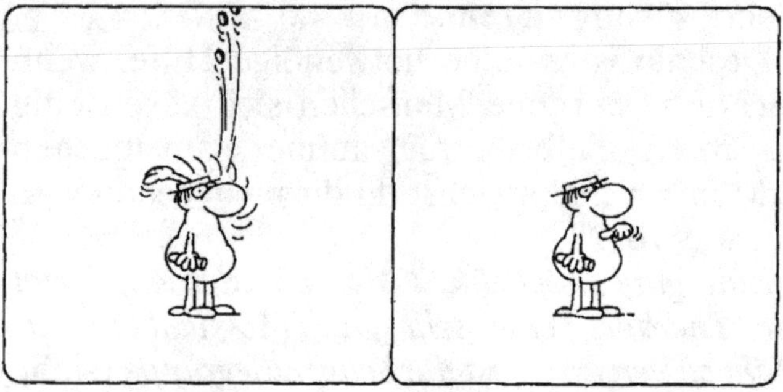

Weg mit den Pillen!

Ich…

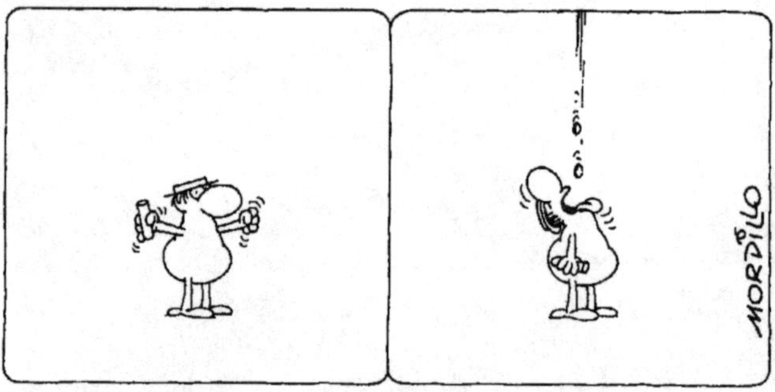

…bin doch nicht abhängig.

Wie Sie sehen.

5

Was ist mit mir los?

Selbstverständlich benötigt jeder Mensch eine gute Meinung von sich selber. Selbstverständlich ist jeder Mensch, auch ein süchtig gewordener Mensch, berechtigt, sich selbst zu sagen: „Im Grunde bin ich okay!"

Kein Mensch aber ist perfekt. Jeder hat seine Mängel, kleinere oder größere.

Wunderbarerweise hat aber jeder Mensch die Möglichkeit, an sich zu arbeiten, sich selbst zu verbessern, seelisch zu wachsen, ein reiferer und besserer Mensch zu werden.

Wenn jemand durch seine Sucht in eine Krise geraten ist, ist es für ihn besonders wichtig, daß er sich selbst völlig in Frage stellt und sich erkennt in allen guten und nicht so guten Eigenschaften, Einstellungen und Verhaltensweisen, um an sich arbeiten, sich verändern zu können.

In ihrem 12-Schritte-Programm sprechen die Anonymen Alkoholiker von einer „gründlichen und furchtlosen Inventur in unserem Inneren". Alles, was ich bei mir finde, gehört zu mir, ich sollte es *ehrlich und unerschrocken* betrachten.

Eigentlich ist es für alle Menschen unbedingt notwendig, an sich selber zu arbeiten, über sich selber zu reflektieren, selbstkritisch zu sein, sich selber immer wieder zu hinterfragen.

Für diese Selbsterkenntnis könnten folgende Fragen hilfreich sein:

Ich schaue in mich hinein und frage mich selbst:

Wie sehe ich mich selbst?

Was ist gut an mir?

Was muß ich ändern?

Wie sieht mich jemand, der mich gut kennt?

Wie sieht mich jemand, der es gut mit mir meint?

Wie sieht mich jemand, der es nicht gut mit mir meint?

Mag ich mich eigentlich?

Wie möchte ich eigentlich gern sein?

Was möchte ich ganz konkret an mir verändern und wie?

Bin ich eigentlich wirklich ein richtiger Alkoholiker/.... - Süchtiger?

Wie habe ich bisher einen Alkoholiker/.... - Süchtigen gesehen?

Hatte (habe) ich Vorurteile ihr/ihm gegenüber?

Wie sehe ich sie/ihn jetzt?

Was ist eigentlich ein Alkoholiker/.... - Süchgiger? (Vorschlag: „Ein Alkoholiker ist ein Mensch, der nicht mehr kontrolliert trinken kann.")

Was ist das in mir für ein Gefühl, wenn ich zu mir selber sage: 'Ich bin ein Alkoholiker/.... - Süchtiger'?

Wenn Schuldgefühle aufkommen – vor wem eigentlich?

Habe ich zwei Seelen in meiner Brust (die gesunde Seele und die süchtige Seele), die miteinander kämpfen?

Jeder Mensch sollte ständig an sich selbst arbeiten, erst recht ein Suchtkranker. Die Rückmeldungen (konstruktive Kritik) von anderen können dabei helfen.

Hilfreich für diesen Selbsterkenntnisprozeß ist es erfahrungsgemäß, jeden Abend zum Rückblick und zur Bilanz, aber auch zur Planung für den nächsten Tag, einen Tagesbericht zu schreiben. Manchmal reichen schon wenige Sätze.

Was die anderen so reden

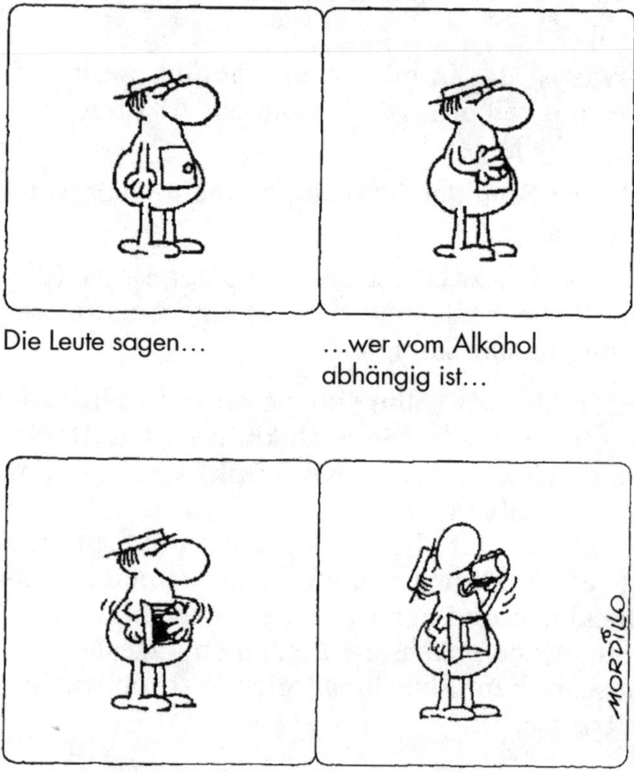

Die Leute sagen…

…wer vom Alkohol abhängig ist…

…trinkt heimlich!

Unsinn!!!

6
Was ist Sucht-Therapie?

Suchttherapie bedeutet im wesentlichen

- zu akzeptieren, süchtig geworden zu sein
- ein suchtmittelfreies Leben erreichen zu wollen
- seine mit der Sucht zusammenhängenden Probleme zu bearbeiten
- sein problematisches Verhalten zu ändern zu versuchen
- seine problematischen Einstellungen zu ändern zu versuchen.

Suchttherapie bedeutet also einen Entwicklungsprozeß, der sich über Jahre hinziehen kann. In einer stationären oder ambulanten Suchttherapie kann nur die Basis hierfür erarbeitet werden.

Suchttherapie bedeutet für den Suchtkranken auf jeden Fall: Arbeit an sich selbst und für sich selbst. Oft fällt diese Arbeit schwer, einen leichten Weg aus der Sucht aber gibt es nicht. Und wer es sich in der Therapie leicht und bequem macht, wird sehr bald einen noch schwereren Weg gehen müssen.

Die Arbeit in der Therapie muß also in erster Linie der Betroffene selbst tun. Allerdings heißt das für ihn auch: zu lernen, die Hilfe des Therapeuten anzunehmen, sich auf eine gemeinsame Arbeit einzulassen.

Aber auch der beste professionelle Suchttherapeut kann einen süchtig gewordenen Menschen nicht therapieren (jedenfalls nicht so, wie ein Chirurg einen entzündeten Blinddarm therapiert), er kann ihn, den Betroffenen, nur bei seiner Selbsttherapie unterstützen. Unterstützen kann ihn auch der andere süchtig gewordene Mensch in der Sucht-Selbsthilfegruppe.

Vor der Selbsttherapie muß der Betroffene die Selbst-Diagnose („ich bin Alkoholiker, ich bin .... -süchtig"), die Befreiung von seiner durch die Sucht verzerrten Wahrnehmung von sich selbst und seiner Realität und dem Entschluß zum suchtmittelfreien Leben ereicht haben.

Es bringt wenig oder kann sogar schaden, wenn andere die Sucht-Diagnose bei jemandem stellen („Du bist Alkoholiker!"). Womöglich fühlt sich der Alkoholiker dadurch diskriminiert und wehrt diesen „Vorwurf" mit Verleugnung ab.

Deshalb frage ich mich nochmals selbst:

Bin ich wirklich Alkoholiker bzw. .... -Süchtiger? Und: Was muß ich an mir ändern, um ein zufriedenes, suchtmittelfreies Leben führen zu können?

Eine Suchttherapie läßt sich unterscheiden in die suchttherapeutische Arbeit im engeren und eigentlichen Sinn einerseits und die therapeutische Bearbeitung der Hintergrundprobleme („Psychotherapie“) andererseits. Allerdings ist diese Unterscheidung etwas willkürlich.

Es sei hier noch einmal gesagt:

Auch wenn ein süchtig gewordener Mensch alle seine Hintergrundprobleme gründlich und radikal gelöst hat, bleibt er auch weiterhin ein süchtiger Mensch! Vor allem bleibt das Kontrollverlustphänomen bestehen. Viele sind rückfällig geworden, weil sie gemeint hatten, sie hätten keine Probleme mehr und könnten nun ihr Suchtmittel wieder wie ein „normaler“ Bürger konsumieren (siehe auch Kap. 3, Hintergrundprobleme).

Auch bei der Bearbeitung der Hintergrundprobleme dürfen die Suchtprobleme nicht vergessen werden. Das erste und wichtigste Problem für einen süchtig gewordenen Menschen ist immer das Suchtproblem.

Hinter dem Suchtproblem verbergen sich oft andere Probleme, die am Entstehen und Bestehen einer Sucht ursächlich beteiligt sind. Denn kaum einer ist nur dadurch süchtig geworden, daß ihm alkoholhaltige Getränke oder andere Suchtmittel so gut schmecken oder er soviel Durst hatte.

Probleme, die bearbeitet und bewältigt werden können, sollten bewältigt werden. Den anderen Problemen gegenüber sollte die innere Einstellung des gelassenen Akzeptierens gefunden werden.

Therapie heißt, an sich selbst und seinen Problemen zu arbeiten. Dazu gehört, *sich selber immer wieder in Frage zu stellen.* Um sich selber besser kennenzulernen, empfiehlt es sich, in den Spiegel zu schauen, den die anderen Gruppenmitglieder und die Therapeuten einem durch ihre Rückmeldungen vorhalten.

Es geht in der Therapie auch darum, (mit Hilfe von anderen) die Fähigkeit zu trainieren, sich selbst wieder realistisch einschätzen zu können. Ich muß wieder „zu mir kommen", meinen emotionalen Bedürfnissen gerecht werden, ich muß lernen, mich zu akzeptieren, mich zu mögen; kurz gesagt: mit mir zufrieden zu leben!

Nochmals:

Ein körperlich Kranker kann durch einen Arzt therapiert werden. Ein süchtig gewordener Mensch aber kann durch einen Suchttherapeuten nur unterstützt werden bei der Selbst-Diagnose und Selbst-Therapie.

Durch die ständige Selbst-Therapie (Arbeit an sich selbst und seinen Problemen) kann jeder Mensch seelisch wachsen. *Das Ziel ist die reife und autonome Persönlichkeit, die auch nüchtern und gelassen ist.*

Ein süchtig gewordener Mensch ist für seine Therapie selbst verantwortlich. Folgerichtig heißt ein wichtiger Spruch in der Suchttherapie: *„Tu **Du** was! Schließlich geht's um Deine Sache."*

In den AA-Selbsthilfegruppen heißt es: Nur Du allein schaffst es, aber Du schaffst es nicht allein! Dies (nur scheinbar widersprüchlich) bedeutet, daß es ohne mich und meine Aktivität nicht geht, aber daß meine Chance, langfristig abstinent zu sein, steigt, wenn ich die Hilfe der Therapie bzw. Selbsthilfegruppe annehmen kann, mit anderen zusammenarbeite und mit ihnen „Erfahrungen, Kraft und Hoffnung teile".

Deshalb ist Suchttherapie vor allem Gruppentherapie!

Selbstverständlich bin ich mir selbst der Wichtigste. Aber möchte und könnte ich allein auf der Erde existieren? Nein, denn ich brauche die anderen. Deshalb sind auch die anderen sehr wichtig. In der Therapiegruppe bin ich mir also der Wichtigste, aber auch das andere Gruppenmitglied ist sehr wichtig.

Es ist notwendig, in der Gruppe dem anderen Gruppenmitglied – positive und negative – Kritik offen zu äußern. Der andere muß jedoch immer das Gefühl haben, auch bei einer negativen Kritik im Grunde dennoch akzeptiert zu werden. Wenn dies nicht gelingt, ist Kritik nicht konstruktiv, sondern destruktiv.

In der therapeutischen Gruppe sind einige Regeln unverzichtbar. Vor allem:

Was in der Gruppe gesprochen wird, muß in der Gruppe bleiben. Sonst kann kein Vertrauen, keine Offenheit entstehen.

Bewährt haben sich einige

allgemeine Gruppenregeln:

1. Sei Dein eigener Boss! Denn Du trägst selbst die Verantwortung dafür, was Du in der Gruppe für Dich selber tust.
2. Störungen haben Vorrang.
3. Beachte Deine Körpersignale.
4. Sag „Ich" statt „Man".
5. Äußere eigene Meinungen statt anderen Fragen zu stellen.
6. Sprich klar und direkt.
7. Gib Feedback (Rückmeldung), aber so, daß bei dem anderen das Gefühl bleibt, akzeptiert zu sein.
8. Wenn Du Feedback erhältst, hör ruhig zu. Es ist eine Chance für Dich. Sieh ruhig in den Spiegel, den Dir die anderen vorhalten.
9. Es kann immer nur einer sprechen. Aber jeder soll zu Wort kommen.
10. Sei den anderen gegenüber partnerschaftlich, damit sie es auch Dir gegenüber sind.

> Du hast das Recht, Dir der Wichtigste zu sein; aber auch die anderen in der Gruppe sind für Dich sehr wichtig.

Ein wichtiger Teil der Therapie ist das *Entspannungstraining.* Auch später zu Hause sollte jeder zu einer möglichst festgelegten Zeit 15 bis 20 Minuten lang Entspannungstraining machen. Da im entspannten Zustand ein besseres Gespräch mit dem „inneren Bruder“ möglich ist, empfehlen sich Formeln, die im entspannten Zustand innerlich gesprochen werden. Insbesondere: „Ich bin ruhig und entspannt, nüchtern und gelassen. Ich lebe frei von Alkohol, ich lebe frei von Suchtmitteln. Ich bin ruhig und entspannt, nüchtern und gelassen.“ Es geht auch hier wieder darum, daß „ich zu mir komme“ und daß ich über der Hektik des Alltags meine Bedürfnisse nach Ruhe und Entspannung nicht vergesse.

Eine ähnliche Methode, „zu sich zu kommen“, wird von vielen trockenen Süchtigen praktiziert und ist leicht erlernbar: die Meditation; zehn Minuten Selbstbesinnung am Morgen kann Gelassenheit für den ganzen Tag bringen.

Das Versprechen

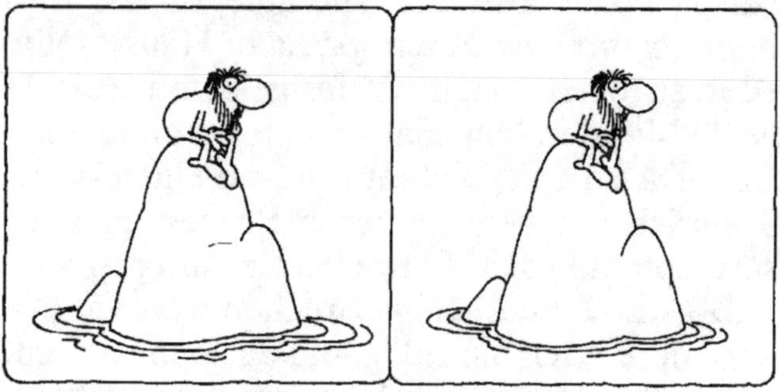

Holt mich hier ab. Ich will auch nie wieder rauchen… …die Finger von Tabletten lassen…

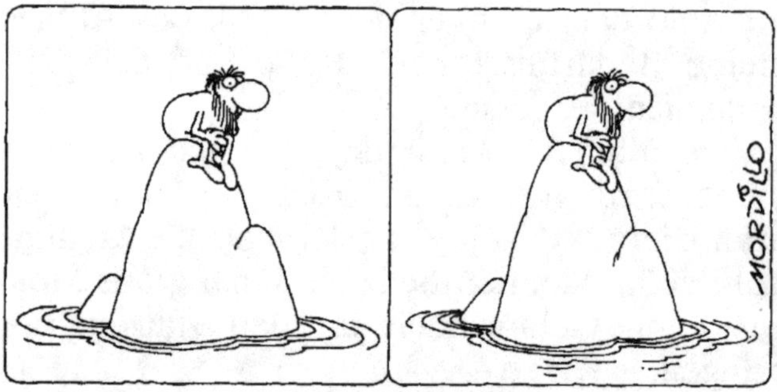

…und keinen Alkohol mehr trinken. Aber rasieren will ich mich endlich!

7

Selbsthilfe und Selbsthilfegruppen

Die beste Hilfe, die andere Menschen einem süchtig gewordenen Menschen geben können, ist die Hilfe zur Selbsthilfe, mitunter auch durch Nichthilfe.

Suchtkranke können nur sich selbst helfen. Andere können sie nur unterstützen. Ein Suchtkranker, der sich auf die Hilfe durch andere verläßt und sich selbst nicht hilft, bleibt naß. Nur er selbst kann aufhören mit dem Trinken, mit dem Suchtmittelkonsum.

Der beste Therapeut für einen Suchtkranken ist oft der andere Suchtkranke in der Selbsthilfegruppe.

Langfristige Abstinenz, ein dauerhaft suchtmittelfreies Leben ist am ehesten und sichersten in der Solidargemeinschaft einer Selbsthilfegruppe zu erreichen.

In praktisch jeder Stadt gibt es Selbsthilfegruppen für Suchtkranke. Weitaus am häufigsten sind in Deutschland die Gruppen der Anonymen Alkoholiker und die der Guttempler. Es gibt aber auch die Gruppen des Kreuzbundes, des Blaukreuzes, der ELAS und der sogenannten Freundeskreise etc.. Für Glücksspieler gibt es z. B. die „GA – Anonyme Spieler".

Außerordentlich wichtig sind auch die Angehörigengruppen, zum Beispiel die Al Anon.

Die erste *Guttempler*gemeinschaft wurde bereits 1893 gegründet. Die Guttempler gehören zu den ersten, die Alkoholabhängigkeit als Krankheit ansahen und die die Totalabstinenz als unabdingbare Notwendigkeit sowohl für die Therapie als auch für die Prävention des Alkoholismus erkannten. Die Guttempler-Arbeit gliedert sich in zwei Bereiche: Die Gesprächsgruppen für Alkohol- und Medikamentenabhängige, Gefährdete und deren Angehörige einerseits und die eigentlichen Guttempler-Gemeinschaften andererseits. Die Gesprächsgruppen arbeiten nach dem Selbsthilfeprinzip.

Die *Anonymen Alkoholiker* gibt es seit 1935, in Deutschland seit 1953. An jedem Abend der Woche finden in den verschiedenen Stadtteilen bzw. Orten Meetings statt. Wichtige Prinzipien der AA's sind Anonymität, Gleichberechtigung und Unabhängigkeit. Der Ausgangspunkt der AA's sind die drei folgenden Feststellungen:

Ich bin ein Alkoholiker.

Ich habe zugegeben, daß ich gegenüber dem Alkohol machtlos bin.

Ich weiß, daß ich das erste Glas nicht trinken will.

Das Prinzip Selbsthilfe bedeutet, daß der süchtig gewordene Mensch selber aktiv wird und seine Sache selbst in die Hand nimmt, zusammen mit den anderen süchtig gewordenen Menschen in der Selbsthilfegruppe. Dabei ist es die Regel in einer Selbsthilfegruppe, daß der eine dem anderen keinesfalls einen Rat (Ratschläge werden oft als „Schläge“ empfunden) gibt, sondern daß er von sich selber spricht, nämlich davon, wie er selber ein entsprechendes Problem gelöst hat. In der Selbsthilfegruppe kann sich der trockene Suchtkranke selber konkret erinnern an die Realität, suchtkrank zu sein und zu bleiben. Durch eventuelle Rückfälle anderer bleibt ihm möglicherweise ein eigener erspart. In der Selbsthilfegruppe hilft einer dem anderen, doch keineswegs aus karitativen Gründen, sondern aus „gesundem“ Egoismus. Da süchtig gewordene Menschen zur Vereinsamung und Selbstisolierung tendieren, ist für sie eine Gruppe, in der sie sich akzeptiert und zugehörig fühlen, sehr wichtig.

Für denjenigen, der gerade erst mit dem Trinken aufgehört hat, ist es wichtig, von anderen zu erfahren, *daß sie es* und *wie sie es* geschafft haben, trocken zu werden. Die Erfahrung und die Kraft der „Alten“ werden vielleicht zu seiner ersten Hoffnung, es auch zu schaffen. Für den sogenannten „Alten“ in der Gruppe ist es auch immer wieder wichtig, durch den „Neuen“ ganz konkret daran erinnert zu werden, wie es ihm einmal ergangen ist, das schützt ihn davor zu vergessen, daß er süchtig ist und kann so *seinen* Rückfall verhindern. Denn die eigene Suchtvergangenheit zu vergessen, führt unweigerlich zum Rückfall. Regelmäßige Gruppenbesuche können das verhindern.

Immer das gleiche Lied...

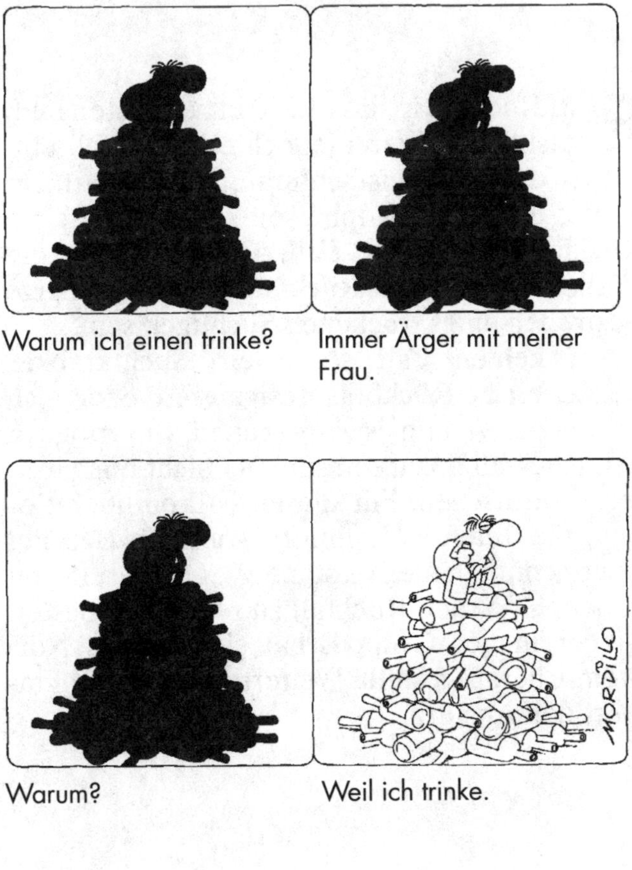

8

Rückfallvorbeugung

Ein Rückfall in das alte Trinkverhalten muß nicht sein. Wenn jedoch ein Rückfall eintritt, ist das zwar meist schlimm, muß jedoch nicht immer eine Katastrophe sein. Mitunter ist ein Rückfall auch ein Vor-Fall. Allerdings sollte die Verhinderung eines Rückfalles das vorrangige Bestreben eines trockenen Süchtigen sein.

Auf keinen Fall sollte ein Suchtkranker wegen eines Rückfalls resignieren oder sich schämen. Wichtig ist, so schnell wie möglich den Rückfall abzubremsen und nicht noch weiter abzurutschen. Für diesen Fall empfiehlt es sich, die Telefon-Nummern von zum Beispiel Gruppenmitgliedern ständig griffbereit zu haben. Über den Rückfall zu reden, am besten wieder in der Gruppe, hat sich oft als Notbremse herausgestellt; Weitertrinken verschlimmert den Absturz.

Regeln,

um die Rückfallgefahr erheblich zu verringern:

1. Denk immer an die Möglichkeit eines Rückfalls! Sei wachsam! Wenn Du nicht auf Dich aufpaßt, bist Du im nächsten Moment rückfällig.
2. Meide auf jeden Fall den Beginn des Suchtmittelkonsums. Gar nicht erst wieder anfangen! Laß das erste Glas stehen! Die Grenze 0,00 Promille ist die klarste und sicherste Grenze.
3. Meide Stätten, an denen getrunken oder gezockt wird. Meide Kontakt mit Suchtmittelkonsumenten.
4. Hab' keine Suchtmittel in greifbarer Nähe. Pflege die suchtmittelfreie Zone um Dich, vor allem in Deiner Wohnung.
5. Geh' regelmäßig zur Selbsthilfegruppe von abstinenten Menschen. Oft ist es ein erstes Zeichen des Rückfalls, nicht mehr zu seiner Gruppe zu gehen.
6. Eine vorher geplante Tagesstruktur ist eine wertvolle Hilfe. Abends Tagesberichte bzw. Tagebuch schreiben. Regelmäßiges Entspannungstraining mit der Formel „Ich lebe frei ... “ ist sehr hilfreich.
7. Vielen hat die 24-Stunden-Regel geholfen: Nimm Dir jeden Tag vor, für heute trok-

ken zu bleiben. „In den nächsten 24 Stunden trinke ich nichts."

8. Baue suchtmittelfreie zwischenmenschliche Kontakte auf. Baue Dir ein schönes, sinnerfülltes Leben auf („zufriedene Abstinenz").
9. Wenn Du trotzdem rückfällig geworden bist, tu' schnellstens 'was dagegen, hol' Dir Hilfe. Falls Du wegen des Rückfalls Schuld- und Schamgefühle hast, überwinde sie, sie helfen Dir nicht.
10. Vergiß nicht: Nur das suchtmittelfreie Leben bedeutet Freiheit, Zufriedenheit und Zukunft.

Die Rückfallgefahr ist besonders hoch

- wenn der/die trockene Suchtkranke in einer seelischen Krisensituation ist
- wenn er/sie sich traurig, mutlos, hoffnungslos depressiv, gelangweilt und/oder einsam fühlt
- wenn er/sie sich ausgesprochen gut fühlt und leichtsinnig wird („Es ist alles wieder in Ordnung, nun kann ich ja wieder ...")
- in Gesellschaft von Menschen, die Alkohol oder andere Suchtmittel konsumieren
- wenn er vergißt, suchtkrank zu sein.

Zur Rückfallvermeidung sind noch folgende Fragen an mich selbst wichtig:

In welchen Situationen habe ich bisher getrunken?

Welche Situationen sind für mich gefährlich?

Wo habe ich bisher meinen Suchtmittelvorrat (Alkoholvorrat) besorgt?

Warum habe ich mir eigentlich vorgenommen, suchtmittelfrei zu leben?

Wie war es mit mir in der letzten Zeit, bevor ich aufgehört habe, mein Suchtmittel zu konsumieren?

Eine wertvolle Hilfe zur Rückfallvermeidung ist ein „Blick in den Rückspiegel" („Beginn und Verlauf meiner Abhängigkeit"). Rück-Sicht bedeutet Vor-Sicht!

Viele Alkoholiker bzw. süchtig gewordene Menschen denken nur an die schöne Zeit, wie sie begonnen haben, ihr Suchtmittel zu konsumieren. („Positives Stadium". „Es fing so harmlos an." „Flitterwochen".) Aber dann wurde der Suchtmittelkonsum nach und nach zur zunehmend eingeschliffenen Gewohnheit mit Steigerung der Dosis und zunehmenden negativen Konsequenzen („Gewohnheitsstadium"). Und schließlich wurde der Suchtmittelkonsum zum Zwang („Suchtstadium"). – Nur ein suchtmittelfreies Leben befreit von diesem Zwang.

Wenn sich also in Krisenzeiten gedanklich Erinnerungen an die *kurzfristigen* positiven Wirkungen des ehemals bevorzugten Suchtmittels aufdrängen (Erleichterung, Vergessen der Probleme usw.), sollte der Betroffene *weiterdenken* und sich die *langfristigen* verheerenden Folgen der Rückkehr in die Sucht bewußt machen.

Wichtig ist es, die vielleicht immer noch bestehende irrationale Überzeugung aufzugeben, nach einem Schluck Alkohol werde alles besser. Genau das Gegenteil trifft zu.

Zur Verhinderung des Rückfalls ist es unerläßlich, sich immer wieder gedanklich und in Gesprächen mit dem Thema Rückfall auseinanderzusetzen.

Das Wissen um und das Bewußtsein für Rückfallrisiken ist eine wichtige Voraussetzung zur Vorbeugung. „Die Flasche ist näher als du denkst!“

Ein ganz wichtiger Weg zur Bewußtseinsbildung, deren Erweiterung und Erhaltung ist der kontinuierliche Besuch von Selbsthilfegruppen, ist das Gespräch mit anderen Betroffenen, mit „trockenen“ Süchtigen. Die Selbsthilfegruppe ist ein „gut sortierter Selbstbedienungsladen“, in welchem vielfältige Erfahrungen zur Vermeidung von Rückfällen angeboten werden und kostenlos zu erhalten sind.

Auch in schweren Stunden ist Alkohol keine Hilfe. Ohne Alkohol lassen sich Angst, Verzweiflung, Trauer und Depression leichter überwinden. Krisen gehen irgendwann vorbei und lassen sich aktiv meistern.

Frei nach Wilhelm Busch könnte man also sagen:

> Trocken werden ist nicht schwer, trocken bleiben und nüchtern werden dagegen sehr!

Sicher, die Entgiftung, der körperliche Entzug ist, insbesondere für den noch „nassen" Süchtigen, ein oft mit großer Angst besetzter erster Schritt zur Genesung. Tatsächlich ist er auch häufig mit starken Entzugserscheinungen verbunden. Er verläuft jedoch auch oft weniger schlimm als zunächst befürchtet, ist in der Regel in ein bis drei Wochen vorbei, und das Schlimmste ist meistens schon nach ein paar Tagen überstanden.

Das Trocken-Bleiben und Nüchtern-Werden hingegen, die geistige und vor allem die „seelische Entgiftung" ist ein langwieriger Prozeß und dauert etwa drei Jahre. Während dieser langen Phase der psychischen Genesung wird auf der Grundlage der Abstinenz, also des suchtmittelfreien Lebens, die Nüchternheit im Denken, Fühlen und Handeln langsam aber stetig wachsen. Diese „Selbsttherapie" führt zu mehr Lebensqualität, zu mehr persönlicher Freiheit.

Aber Vorsicht, auch danach heißt es wachsam zu bleiben, an sich selbst, für sich selbst – nunmehr immer gelassener – weiterzuarbeiten für ein zufriedenes trockenes und nüchternes Leben. Dieses Leben muß nicht fade sein, sondern es bietet sich dem Genesenden wieder eine bunte Vielfalt an Gestaltungsmöglichkeiten, die dem ehemals „Nassen“ durch den Nebeldunst seiner Sucht nicht mehr sichtbar, greifbar schien.

Es gibt keinen Grund zu trinken. Aber es gibt viele Gründe, nicht zu trinken.

Abschließend noch einige praktische Hinweise zur Vorbeugung von Rückfällen bzw. zur Erweiterung des Bewußtseins über Rückfallrisiken. Diese Auflistung erhebt natürlich keinen Anspruch auf Vollständigkeit.

Die Eigenverantwortung und die Wachsamkeit können und sollen dem Betroffenen auch nicht abgenommen werden. Er selbst muß seine Risiken erkennen und sich und seine Gesundheit schützen. Möglicherweise ist es für den einen oder anderen hilfreich bzw. eine Anregung, sich noch intensiver zu informieren.

Getränke und Speisen

Neben allen alkoholischen Getränken wie Bier, Wein, Wodka, Whisky, Korn, Weinbrand, Sekt, Likör usw. schon in kleinsten Mengen sind auch sogenannte alkoholfreie Biere (es gibt sie nicht), alkoholfreie Weine und alkoholfreier Sekt unbedingt ebenso zu meiden wie Malzbiere, gegorene Fruchtsäfte usw. Das gilt auch für Mischgetränke wie Alsterwasser, Schorlen, alkoholhaltige Bowlen und Berliner Weisse, Apfel- und Beerenweine, Glühwein (Punsch) etc.

Auch alle nachfolgend aufgeführten Speisen und Genußmittel enthalten Alkohol und können rückfallauslösend sein:

Mit Alkohol „verfeinerte" Soßen, flambiertes sowie mit Bier oder anderen Alkoholsorten übergossenes Grillfleisch.

Es gibt auch mit Alkohol angereicherte Wurst- und Käsesorten, diverse Marmeladen und Konfitüren mit Alkoholzusätzen.

Essig (zum Beispiel Weinessig) und Weinsauerkraut usw. Auch Dosensuppen enthalten oft Wein, Cognac, Gin, Sherry etc., ebenso wie einige andere Konserven, Fertiggerichte und Eintöpfe.

Bei vielen dieser Artikel ist auf der äußeren Verpackung angegeben, daß Alkohol enthalten ist (bei genauem Hinsehen). Im Zweifelsfall sollte man auf auch meist vorhandene alkoholfreie Alternativen zurückgreifen.

Kuchen, Süßspeisen, Speiseeis

Sogenannte Herrentorten enthalten oft Alkohol, ebenso wie Rumkugeln, Schwarzwälder Kirschtorten und kleine verpackte „Törtchen".

Zu beachten sind auch gefüllte Schokoladen, „Herrenpralinen", Weinbrandbohnen, Kirschpralinen, Nußpralinen mit „edlen Tropfen",

Rum-Trauben-Schokolade und ähnliche Produkte.

Bei der Zubereitung einiger Produkte wie Torten, Stollen und anderer Backwaren werden anstatt Alkoholika oft Backaromen (zum Beispiel Rum-Aroma, Arrak-Aroma) verwendet. Es ist zu bedenken, daß auch durch Geruch und Geschmack psychisch ein Rückfall ausgelöst werden *kann.*

Diverse Eissorten enthalten Alkohol, ebenso Sorbets (zum Beispiel Champagner-Sorbet), u. a. Rum (Rum-Trüffel), Curacao, Eierlikör, Cointreau, Himbeergeist usw.

Zu beachten sind auch einige Puddingsorten und Weincreme-Nachspeisen. Es gibt Rotwein-Quark-Dessert. Auch Kefir und Käsefondues sind mit Vorsicht zu betrachten.

Wie gesagt, in vielen Fällen ist es aus der Inhaltsangabe oder der Speisekarte ersichtlich, welches Produkt Alkohol enthält. Im Zweifel sollte man nachfragen und/oder zu Unbedenklichem greifen.

Bei privaten Einladungen ist es oft sehr gut möglich nachzufragen, wie die angebotenen Speisen und Getränke zubereitet sind bzw. ob Alkohol verwendet worden ist, wenn nicht schon allein die Bezeichnung (zum Beispiel *Burgunder*braten) einen konkreten Hinweis gibt.

Auch und gerade im Urlaub gilt es, wachsam zu sein. In einigen Ländern und Landschaften werden spezielle Getränke angeboten, die für den Besucher nicht immer als alkoholhaltig zu erkennen sind, zum Beispiel „Pharisäer" (in Nordfriesland) oder „Jagertee" (im Skiurlaub in den Bergen) oder der „Lumumba" (in Spanien).

Medikamente

Auch Medikamente können einen Rückfall auslösen, nicht nur bei Medikamentenabhängigen; Alkoholabhängige sind ebenfalls gefährdet („von der Pulle zur Pille", „von Astra zu Distra").

Dies gilt nicht für alle Medikamente, sondern nur für die, die erfahrungsgemäß eine Sucht erzeugen können (das heißt Medikamente mit Suchtpotential), vor allem die alkoholhaltigen Medikamente und die Schlaf- und Beruhigungsmittel.

Das Suchtpotential der heutigen valiumähnlichen Schlaf- und Beruhigungsmedikamente, der sogenannten *Benzodiazepine*, ist zwar nicht mehr so hoch wie das der alten (Barbiturate, Chloralhydrat u. a.), die überholt sind und heute nicht mehr verordnet werden sollten. Die Benzodiazepin-Präparate sind jedoch keineswegs harmlos. Mancher Alkoholiker ist dadurch rückfällig geworden, daß er in einer Krise ein Benzodiazepin-Präparat genommen hat, um nicht wieder zu trinken, aber dadurch eine

Schleuse geöffnet hat und dann wieder zu trinken begann.

Es gibt unzählige Benzodiazepin-Schlaf- und Beruhigungsmittel. Sie sind meist an der Endung „-azepam“ ihres chemischen Namens zu erkennen, zum Beispiel Diazepam. Es können hier nur einige genannt werden: Rohypnol®, Valium®, Tavor®, Lexotanil®, Bromazanil®, Adumbran®, Radedorm®, Noctamid®, Normoc®, Diazepam-ratiopharm®.

Distraneurin® ist zwar ein gutes und bewährtes Mittel gegen körperliche Entzugserscheinungen. Wenn es aber länger als ca. eine Woche und nicht streng nach Vorschrift (das heißt u. a. in absteigender Dosierung) genommen wird, droht eine Distraneurin-Abhängigkeit, die nicht einfach zu behandeln ist. (Hier ist – ebenso wie bei einer Benzodiazepin-Abhängigkeit – ein vorsichtiger und langsamer Entzug unter stationären Bedingungen angezeigt.)

Manche glauben noch, *pflanzliche Medikamente* seien auf jeden Fall gesund und unschädlich, da sie aus der „reinen Natur“ kommen. Als ob nicht jeder wüßte, daß auch Pflanzen giftig sein können (Fliegenpilz, Tollkirsche usw.) Vor allem aber: Die ältesten psychisch wirksamen Medikamente sind Opium und insbesondere Alkohol. Viele der pflanzlichen Medikamente enthalten Alkohol, zum Teil in sehr hoher Dosierung („Stärkungsmittel“). Denn

Alkohol ist in der Tat ein recht wirksames, allerdings sehr giftiges Medikament (gegen Angst, Depression, Schmerzen, schlechten Schlaf, Selbstunsicherheit etc.); und die Menschen, die Alkoholiker geworden sind, haben anfangs das Medikament Alkohol im Sinne einer Selbstbehandlung eingesetzt. – Auch andere Medikamente, zum Beispiel manche Hustenmittel, enthalten Alkohol, auch als Lösungs- oder Konservierungsmittel; im Beipackzettel wird meist darauf hingewiesen („enthält Ethanol" bedeutet im Sprachgebrauch: enthält Alkohol).

Hingegen wurde praktisch nie ein Rückfall durch *rezeptfreie Schmerzmittel* wie Aspirin®/ASS, Paracetamol (zum Beispiel Benuron®) oder Metamizol (zum Beispiel Novalgin®, Novaminsulfon®) ausgelöst. Ein Alkoholiker braucht also Zahnschmerzen nicht auszuhalten (auch die „Spritze" beim Zahnarzt, also die Injektion eines Lokalanästhetikum in die Mundschleimhaut, bedeutet keine Rückfallgefahr).

Anders ist dies bei Einnahme von *zentralen Schmerzmitteln* (Opiate bzw. Opioide), die ein hohes Suchtpotential haben. Zu ihnen zählen auch einige Medikamente, die nicht der Betäubungsmittel-Verschreibungsverordnung unterliegen, vor allem Kodein, das in einigen Hustenmitteln enthalten ist. Bei starken körperlichen Schmerzen in Extremsituationen (Operation, Unfall u.ä.) haben Suchtkranke sich opiatartige Schmerzmittel geben lassen, ohne danach rückfällig zu werden. Allerdings waren sie sich der situationsbedingten erhöhten Rückfallgefahr bewußt und deshalb in den folgenden Tagen und Wochen besonders wachsam.

Auch *Aufputschmittel* und *Appetitzügler* (Psychostimulantien) sind suchterzeugend und sollten deshalb nicht konsumiert werden.

Wichtig ist es zur Rückfallvermeidung, *Alternativen* zum Konsum von suchterzeugenden Medikamenten zu suchen. Zu nennen sind: Entspannungstraining, zwischenmenschliche Gespräche, auch körperliche Betätigung.

Immer wieder werden Medikamente gegen die Sucht empfohlen. Sie können aber höchstens unterstützend wirken. Vor allem die neueren scheinen die Rückfallgefahr durch Beseitigung des Verlangens nach Alkohol („Suchtdruck") zu verringern. – Auch ist bei Alkoholikern keine Substitution möglich wie mit Methadon bzw. Polamidon® in extrem hoher Dosierung bei Heroinabhängigen, da Alkohol viel zu giftig ist.

Auch ein ärztlich verordnetes Medikament mit Suchtpotential kann einen Rückfall auslösen: Kein Arzt kann des Riesengebiet der Medizin vollständig überblicken. Deshalb kann man von einem Arzt, der kein Suchtspezialist ist, nicht unbedingt erwarten, daß er vollständig über die Rückfallgefahren für einen süchtig gewordenen Menschen informiert ist. Deshalb: Auch in dieser Hinsicht ist jeder Suchtkranke für sich selbst verantwortlich.

Es muß an dieser Stelle noch einmal ausdrücklich darauf hingewiesen werden, daß insbesondere nach unwissentlichem Genuß/Einnahme von Produkten mit „verstecktem“ Alkohol nicht unbedingt oder zwangsläufig ein Rückfall ausgelöst wird oder daß es ein Rückfall ist. Es *kann* ein Rückfall ausgelöst werden, und allein dies ist für den trockenen Süchtigen Grund genug, aufmerksam und risikobewußt zu sein.

Wenn ein Betroffener *unwissentlich* Alkohol oder andere Substanzen mit Suchtpotential zu sich genommen hat, ist das keine Katastrophe für ihn, sondern er sollte sich dies bewußt machen und in seinen Erfahrungskatalog aufnehmen und unbedingt mit anderen und in seiner Selbsthilfegruppe darüber reden. Es gilt Ruhe zu bewahren, denn auch panische Angst kann einen Rückfall eher begünstigen.

Ein Freund, ein wahrer Freund

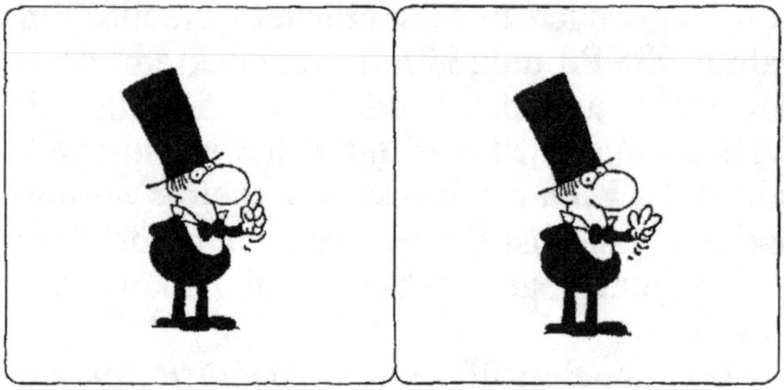

Trink soviel Du willst...

...rauche ohne Pause...

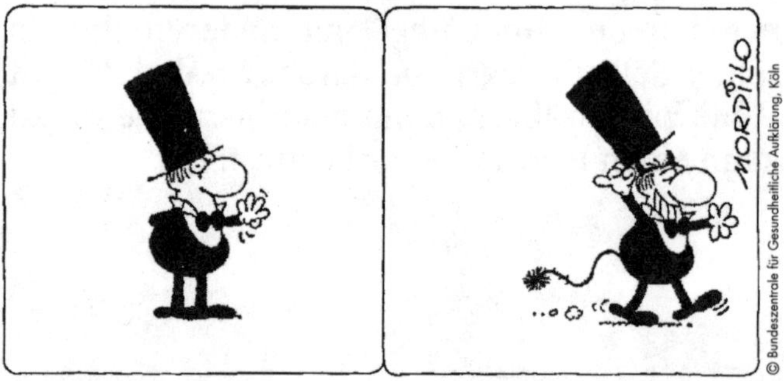

...Schluck Tabletten wie's Dir paßt!

Ich kann's Dir nur empfehlen.

9

Die Familie des Suchtkranken

Die Suchtkrankheit eines Menschen hat nicht nur schwerwiegende Folgen für seine körperliche, geistige und vor allem seelische Gesundheit. Auch die Menschen in seinem persönlichen Umfeld werden fast immer durch seine/ihre Krankheit belastet. Insbesondere die Familie der/des Suchtkranken wird oft sehr stark in *Mitleidenschaft* gezogen, sie leidet also mit. Man sagt demzufolge auch, daß Suchtkrankheit eine Familienkrankheit ist. Nicht selten müssen Ehepartner, Kinder oder Eltern sowie andere Angehörige, aber auch Freunde und Kollegen miterleben, wie ein von ihnen geliebter Mensch offensichtlich sich selbst und sein soziales Umfeld zerstört.

Der Betroffene verändert sich im Ausdruck und in seinem Verhalten, wird zu einem anderen Menschen, der einem mehr und mehr fremd wird. Die Angehörigen erleben sich zunehmend hilflos, ratlos. Sie verzeihen immer wieder, sie schimpfen, sie drohen mit Verlassen, sie nehmen die Suchtmittel weg, sie bitten, flehen, bringen oft viel Verständnis auf und halten zum Suchtkranken. Sie helfen ihm immer wieder „auf die Beine", regeln viel für ihn, schützen ihn vor der Realität der Umwelt, verdecken, bemänteln. Sie sind so in das „Suchtsystem" des Betroffenen eingebunden und sehen keinen Ausweg aus diesem Drama. Der Betroffene überträgt den Menschen in seiner Umgebung immer mehr Verantwortung und wirkt selbst immer hilfloser, so daß sich sein Umfeld genötigt sieht, weiter zu helfen bzw. ihm die Verantwortung für sich abzunehmen.

Natürlich, Hilfe braucht der Betroffene, denn mit fortdauerndem Suchtverlauf verliert er zunehmend die Wahrnehmungsfähigkeit für die Realität.

Wie kann der Angehörige helfen?

In den Angehörigen-Selbsthilfegruppen hört man dazu folgende Aussprüche: Laß den Betroffenen in Liebe los oder gib Hilfe zur Selbsthilfe.

Wie ist das zu verstehen?

In Liebe loslassen heißt nicht, man soll den Betroffenen fallen- und sich selbst überlassen, sondern es bedeutet: Gib ihm die Verantwortung für sich zurück, zeige ihm die Sorge, die Du Dir um ihn machst, führe ihm sachlich seine Möglichkeiten in professionellen Einrichtungen bzw. in Selbsthilfegruppen auf. Sage ihm freundlich aber klar, daß Du als Angehöriger nicht die Kraft und die Möglichkeit hast, ihn zu retten. Schütze auch erstmal Deine eigene Gesundheit, denke an Deine Verantwortung für Dich selbst. Mache deutlich, daß du ihm erst dann hilfreich zur Seite stehen kannst, wenn er sich selbst auf den Weg macht.

Der Angehörige muß für sich die Konsequenzen aus seiner Hilflosigkeit gegenüber dem Suchtkranken ziehen, sich davor schützen, selbst krank zu werden, muß für sich selbst sorgen.

Hilfe durch Nichthilfe ist so zu verstehen:

Wenn ich für jemanden die Verantwortung übernehme, nehme ich ihm etwas weg, ich verhindere, daß der Betroffene selbst wieder lernt, Entscheidungen zu treffen, unter Umständen verlängere ich durch ständige Hilfe die Leidenszeit des Süchtigen. Ich *verkürze* den Suchtverlauf, wenn ich dem Süchtigen seine Suchtrealität konkret vor Augen führe.

Der Süchtige braucht klare Aussagen aus seiner Umgebung, die ihm helfen, die verhängnisvolle Wirklichkeit seines Suchtsystems (welches auf die Hilfe seines Umfeldes baut) klar zu sehen, er braucht *konstruktiven* Druck.

Und noch eins sollte man als Angehöriger wissen: Sucht ist eine Krankheit, hinter der ein psychisches Problem steckt. Der Süchtige ist kein labiler, böser, charakterloser Mensch, der aus purer Lust seine Suchtmittel konsumiert. Das mag zu Anfang so gewesen sein, im weiteren Verlauf hingegen wird die Sucht für den Betroffenen zu einem großen Leiden.

Angehörige sollten sich, um den Süchtigen zu begreifen, über Sucht informieren. Dazu bieten sich in der Sucht erfahrene Ärzte, Suchtberatungsstellen und Selbsthilfegruppen an.

Die (Familien-)Angehörigen tragen eine große Last, sie leiden mit und werden oft zu Co-Abhängigen. Um sich zu entlasten, ihr Leiden zu mindern, ist allen Angehörigen von Süchtigen zu empfehlen, sich einer Selbsthilfegruppe für Angehörige anzuschließen. In der Nähe von Selbsthilfegruppen für die Süchtigen gibt es auch Selbsthilfegruppen für Angehörige (AL ANON).

Es gibt aber auch viele Gruppen (zum Beispiel bei den Guttemplern), in denen Betroffene und Angehörige gemeinsam über ihre Probleme reden können.

In einigen Großstädten gibt es Selbsthilfegruppen für Kinder bzw. erwachsene Kinder von trinkenden Eltern.

Grundsätzlich kann man sagen: Kein Angehöriger kann letztlich verhindern, daß der Süchtige wieder oder weiter zu seinem Suchtmittel greift, dies kann nur der Betroffene selbst tun.

Die Angehörigen, die Familie des Suchtkranken, muß ihm die Entscheidung bzw. die Verantwortung überlassen (... *in Liebe loslassen*) und für sich selbst sorgen, indem sie sich um ihre eigenen Leiden kümmert, das heißt, in offenen Gesprächen mit professionellen Helfern oder in Selbsthilfegruppen Wissen sammeln und Entlastung finden.

Das gegenseitige Vertrauen, welches durch eine oft lange Leidenszeit verlorenging, muß mühsam und geduldig neu erarbeitet werden.

Eines Tages...

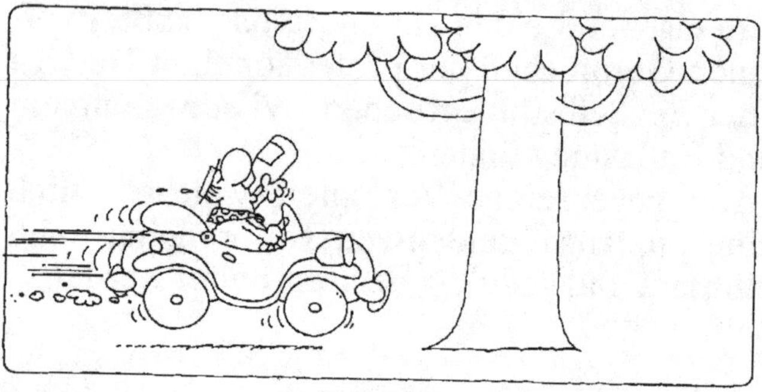

Eines Tages wird es keine Unfälle mehr geben, an denen Alkohol schuld war.

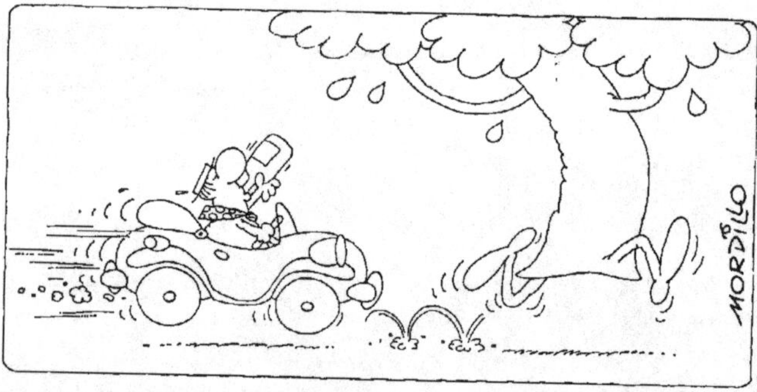

Das ist der Tag, an dem die Bäume laufen gelernt haben.

10

Körpermedizinische Aspekte

Bei einer Suchtkrankheit sind die psychischen und sozialen Aspekte wesentlicher als die körperlichen, aber auch der Körper ist wichtig.

Alkohol ist das giftigste von allen Suchtmitteln. Keine Substanz, die von Menschen konsumiert wird, ist so giftig wie Alkohol. Das Gehirn und die Leber werden in der Regel am stärksten von den Giftwirkungen des Alkohols betroffen. Aber auch andere Körperzellen, Organe und Körperfunktionen werden geschädigt.

Glücklicherweise ist der Körper sehr widerstandsfähig und kann sich über lange Zeit immer wieder erholen.

Wichtig sind die körperlichen Störungen, die als *schwerere Entzugserscheinungen nach plötzlichem Alkoholentzug* auftreten können, vor allem das Delir und der epileptische Krampfanfall.

Beim *epileptischen Krampfanfall* kommt es in der Regel zum plötzlichen Bewußtseinsverlust und Hinstürzen. Zunächst sind alle Muskeln maximal angespannt; dann treten rhythmische Zuckungen auf. Ein Krampfanfall ist zwar dramatisch, dauert aber meist nur wenige Minuten und ist relativ harmlos, abgesehen von der Verletzungsgefahr durch den plötzlichen Sturz. Nach einem Krampfanfall empfiehlt sich Bettruhe, da noch für Stunden Benommenheit besteht und gelegentlich weitere Krampfanfälle auftreten; deshalb sollte jemand nach einem Krampfanfall nicht alleingelassen werden. Wer schon Krampfanfälle gehabt hat, sollte sich vorsichtshalber vor dem Entzug in ärztliche Behandlung begeben.

Beim *Delir* treten vor allem optische Sinnestäuschungen („weiße Mäuse") auf. Ärztliche Behandlung ist dringend erforderlich.

Durch *Medikamente wie Distraneurin®* können Entzugserscheinungen wirkungsvoll behandelt werden. Da jedoch die Gefahr des Umsteigens in die Distraneurin-Abhängigkeit besteht, dürfen Ärzte Distraneurin® nur unter gut kontrollierten Bedingungen und nur für wenige Tage einsetzen. Distraneurin® muß unbedingt schrittweise reduziert werden.

Nach längerzeitigem erhöhten Alkoholkonsum kommt es zu einer Verschlechterung der geistigen Leistungen, einem sogenannten *hirnorganischen Psychosyndrom.* Eine noch stärkere Hirnschädigung führt zu einem sogenannten *Korsakow-Syndrom,* bei dem u. a. eine hochgradige Vergeßlichkeit besteht. – Unter Abstinenzbedingungen kann es auch dann wieder zu einer Besserung kommen, wenngleich erst nach Monaten und Jahren. Da gegenwärtig die meisten Alkoholkranken sich noch rechtzeitig zum alkoholfreien Leben entschließen, kommen schwere alkoholbedingte Hirnabbau-Erscheinungen seltener vor als früher.

Dadurch ist auch die *Leberzirrhose* (eine schwere und fortgeschrittene Leberschädigung) seltener geworden. Doch zeigen Laborbefunde, vor allem die sogenannte Gamma-GT, daß bei den meisten Alkoholkranken die Leber schon früh geschädigt wird. In der Regel normalisiert sich unter Abstinenz die Gamma-GT wieder, und damit die Leberfunktionen. Die Leber ist hauptsächlich das „chemische Labor" (u. a. das Entgiftungsorgan) des Körpers und deshalb so lebenswichtig.

Eine weitere nicht seltene alkoholbedingte Körperschädigung ist die sogenannte *Polyneuropathie*, die vor allem an Kribbeln und Haut-Unempfindlichkeit an den Füßen erkennbar ist. Wenn sie aufgetreten ist, ist dies ein letztes Alarmzeichen, mit dem Trinken endgültig aufzuhören, weil es sonst wirklich zu spät sein könnte. Sie bildet sich erst im Verlaufe von Monaten zurück.

Da das Kind im Mutterleib außerordentlich empfindlich auf das Gift Alkohol reagieren kann, sollten sich alkoholkranke Frauen nach Möglichkeit unbedingt vor Beginn einer Schwangerschaft zum alkoholfreien Leben entschließen. Denn sonst besteht die Gefahr, daß das Kind Mißbildungen (eine sogenannte *Alkoholembryopathie*) erleidet.

Es gibt noch viele andere Körperschäden durch erhöhten Alkoholkonsum. Früher hielt man Informationen darüber für wichtig, weil man an eine abschreckende Wirkung glaubte. Diese ist jedoch bei den meisten Alkoholkranken gering.

Abschließend sei noch einmal gesagt: Sucht ist eine anerkannte Krankheit, ein schweres (psychisches) Leiden mit zum Teil erschrekkenden sozialen, körperlichen und geistigen Folgeerscheinungen.

Nicht nur der Betroffene leidet unter dieser Krankheit, auch Angehörige werden in Mitleidenschaft gezogen. Jeder kann süchtig werden. Aber *jeder* Süchtige hat gute Chancen, von der Suchtkrankheit zu genesen; es gibt keine hoffnungslosen Fälle.

Die Voraussetzung für eine Genesung ist eine offene Auseinandersetzung mit der Sucht, mit den die Sucht auslösenden Faktoren sowie mit den durch die Krankheit entstandenen Folgeproblemen.

Für Betroffene und ihre Angehörigen existiert ein umfangreiches Hilfsangebot. Es gilt sich auf den *Weg* zu machen, die Hilfe anzunehmen und so die Chance zu nutzen, die Suchtkrankheit zu überwinden.

Der Apfel fällt nicht weit vom Stamm

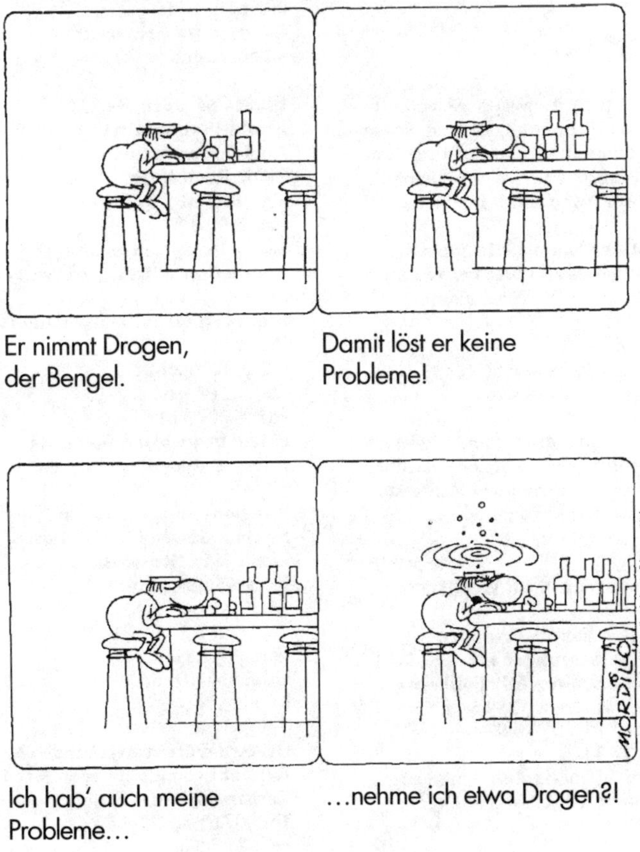

11

Adressen

Die Anschriften von Selbsthilfegruppen, Beratungsstellen sowie ambulanten und stationären Einrichtungen der Suchtkrankenhilfe in Ihrer Nähe nennt Ihnen die

Deutsche Hauptstelle gegen die Suchtgefahren (DHS) e. V.
Postfach 13 69, 59003 Hamm
Tel.: 0 23 81 / 90 15-0,
Fax: 90 15-30
eMail: info@dhs.de
Internet: www.dhs.de

Adressenmaterial und weitere Informationen können darüber hinaus bei folgenden Verbänden angefordert werden:

Bundesrepublik Deutschland

Al-Anon Familiengruppen – Selbsthilfegruppen für Angehörige von Alkoholikern
Emilienstr. 4, 45128 Essen
Tel.: 02 01 / 77 30-07,
Fax: 77 30-08
eMail: al-anon.zdb@t-online.de
Internet: www.al-anon-alateen.org/de/

Anonyme Alkoholiker (AA)
Postfach 46 02 27, 80910 München
Regionale Kontaktstellen unter der bundeseinheitlichen Rufnummer 1 92 95
eMail: kontakt@anonyme-alkoholiker.de
Internet: www.anonyme-alkoholiker.de

Blaues Kreuz in der Evangelischen Kirche e.V.
An der Marienkirche 19,
24768 Rendsburg
Tel.: 0 43 31 / 5 90-3 81,
Fax: 5 90-3 87
eMail: bke@blaues-kreuz.org
Internet: www.blaues-kreuz.org

Blaues Kreuz in Deutschland e.V.
Postfach 20 02 52,
42202 Wuppertal
Tel.: 02 02 / 62 00 30,
Fax: 6 20 03 81
eMail: bkd@blaues-kreuz.de
Internet: www.blaues-kreuz.de

Bundesarbeitsgemeinschaft der Freundeskreise für Suchtkrankenhilfe in Deutschland e.V.
Kurt-Schumacher-Str. 2,
34117 Kassel
Tel.: 05 61 / 78 04 13,
Fax: 71 12 82
eMail: bag-freundeskreise@t-online.de

Deutscher Caritasverband e. V.
Referat Besondere Lebenslagen
Karlstr. 40, 79104 Freiburg
Tel.: 07 61 / 2 00-3 69,
Fax: 2 00-3 50
Internet: www.caritas.de

Fachverband Sucht e. V.
Adenauerallee 58, 53113 Bonn
Tel.: 02 28 / 26 15 55,
Fax: 21 58 85
eMail: sucht@sucht.de
Internet: www.sucht.de

Gesamtverband für Suchtkrankenhilfe im Diakonischen Werk der Evangelischen Kirche in Deutschland e. V.
Kurt-Schumacher-Str. 2,
34117 Kassel
Tel.: 05 61 / 1 09 57-0,
Fax: 77 83 51
eMail: gvs@sucht.org
Internet: www.sucht.org

Guttempler in Deutschland (I.O.G.T.)
Adenauerallee 45,
20097 Hamburg
Tel.: 0 40 / 24 58 80, Fax: 24 14 30
eMail: guttempler@t-online.de
Internet: www.guttempler.de

Kreuzbund e.V.
Selbsthilfe- und Helfergemeinschaft für Suchtkranke und deren Angehörige
Postfach 18 67, 59008 Hamm
Tel.: 0 23 81 / 6 72 72-0,
Fax: 6 72 72-33
eMail: kreuzbund@kreuzbund.de
Internet: www.kreuzbund.de

Verband ambulanter Behandlungsstellen für Suchtkranke / Drogenabhängige e. V. (VABS)
Postfach 4 20, 79004 Freiburg
Tel.: 07 61 / 2 00-3 63,
Fax: 2 00-3 50

Auch Angehörige können sich an diese Selbsthilfegruppen wenden. Auskünfte darüber erteilt jede Beratungsstelle. Anschriften weiterer Hilfeeinrichtungen, Adressen in den Bundesländern sowie Online-Hilfe finden Sie im Internet unter www.neuland.com/adressen/.

Schweiz

Schweizerische Fachstelle für Alkohol- und andere Drogen probleme (SFA)
Postfach 8 70, CH-1001 Lausanne
Tel.: 0 21 / 3 21 29 11,
Fax: 3 21 29 40
eMail: sfa-ispa@sfa-ispa.ch
Internet: www.sfa-ispa.ch

Österreich

Anton-Proksch-Institut
Behandlungszentrum für Alkohol- und Drogenabhängige
Mackgasse 7-11, A-1237 Wien

Zentralstelle zur Bekämpfung des Alkoholismus
Hackengasse 13, A-1150 Wien

12

Literaturtips

(Preise siehe Bestelliste)

Sucht – Allgemeine Informationen

Gross, Werner
Was ist das Süchtige an der Sucht?
Der bekannte Psychologe und Journalist Werner Gross beschreibt in diesem Buch die Formen der Sucht, ihre Entstehung und Folgen, sowohl von stoffgebundenen Süchten wie Alkoholismus oder Drogenabhängigkeit als auch von stoffungebundenen Süchten wie Eßstörungen oder Arbeitssucht. Er stellt in leicht verständlicher Form sowohl die Probleme und ihre Auswirkungen als auch die bestehenden Hilfsangebote vor.
Neuland, 2. Aufl. 1995, 158 S.
Best.-Nr. 109

Harten, Rolf
Normal und süchtig
Suchtprobleme in unserer Gesellschaft – Material für die vorbeugende Arbeit
Dieser „Klassiker"zum Thema Sucht räumt auf mit der landläufigen Vorstellung, daß es bei Sucht hauptsächlich um ein Drogenproblem geht. Die Frage, welche Rolle das Suchtproblem in unserer Gesellschaft spielt, wird hier ebenso eingehend untersucht wie die Frage, in welcher Weise wir selbst vom Suchtproblem betroffen sind.
Neuland, 8. Aufl. 1994, 128 S.
Best.-Nr. 103

Harten, Rolf
Sucht, was ist das eigentlich?
Unter Berücksichtigung der Vielfalt der Süchte, ihrer Entstehungsgründe, der Aspekte „Ausweichendes Verhalten" und „Abhängigkeit" sowie von Suchtkriterien untersucht der Autor die Frage, was unter Sucht zu verstehen ist.
Neuland, 1995, 18 S.
Best.-Nr. 133

Harten, Rolf u. a.
Gibt es eine Suchtpersönlichkeit?
Im Mittelpunkt der Broschüre steht eine in langjähriger Praxis erprobte Befragungsmethode, mit der die/der einzelne LeserIn den eigenen Standpunkt zu etwaigen Merkmalen zur Erkennung Süchtiger klären kann. Inwieweit beeinflussen persönliche Merkmale eines Menschen sein Suchtverhalten?
Neuland, 3. Aufl. 1992, 44 S.
Best.-Nr. 104

Stoffgebundene Süchte

Alsen-Hinrichs, Carsten u. a.
Suchtmittel
Genuß-, Rausch-, Arznei- und Dopingmittel
Gedacht als Grundlage für die intensive Auseinandersetzung mit den genannten Stoffen, informiert die Broschüre über Wirkungsweise, Mißbrauch und Abhängigkeit der bei uns wichtigsten legalen und illegalen Drogen. Der Autor ist Mitarbeiter des Instituts für Toxikologie an der Universität Kiel.
Neuland, 5. Aufl. 1993, 88 S.
Best.-Nr. 107

Lindenmeyer, Johannes
Lieber schlau als blau
Informationen zur Entstehung und Behandlung von Alkohol- und Medikamentenabhängigkeit
TherapeutInnen wie auch Betroffen und ihre Angehörigen erhalten medizinisches und psychologisches Wissen zur Alkohol-, Medikamenten- und Nikotinabhängigkeit. Entstehung und verschiedene Behandlungsformen von Abhängigkeiten sind dabei ebenso Thema wie Möglichkeiten einer Rückfallprophylaxe. Die Themen werden in leicht verständlicher Weise dargestellt. Dieses Buch ist daher als Arbeitsmaterial in der Suchtbehandlung ebenso einsetzbar wie in Selbsthilfegruppen oder im Rahmen einer Therapeutenausbildung.
PVU, 5. Aufl. 1998, 220 S.
Best.-Nr. 101050

Schneider, Ralf
Die Suchtfibel
Informationen zur Abhängigkeit von Alkohol und Medikamenten
Alkohol und psychoaktive Medikamente sind unter den Drogen „die Wölfe im Schafspelz". Die KonsumentInnen fühlen sich normal, die „VerweigerInnen" stehen unter Begründungsdruck. Die Suchtfibel will Betroffenen, deren Angehörigen und Interessierten helfen, – sich Grundlagenwissen anzueignen, – sich selbst besser zu verstehen, – sich mit sich selbst auszusöhnen, – Hinweise für hilfreiches Verhalten zu bekommen und – den Ablösungsprozeß von der Sucht vorzubereiten und zu begleiten.
Schneider, 12. Aufl. 1998, 260 S.
Best.-Nr. 100037

Alkohol

Braun, Stephen
Der alltägliche Kick
Von Alkohol und Koffein
Wie wirken sich Alkohol und Koffein auf Gehirn und Körper aus? Was passiert mit uns, wenn wir den alltäglichen Kick intus haben? Diesen und anderen Fragen geht der Autor auf humorvolle Weise nach.
Birkhäuser, 1998, 188 S.
Best.-Nr. 105879

Feuerlein, Wilhelm u. a.
Alkoholismus – Mißbrauch und Abhängigkeit
Entstehung – Folgen – Therapie
Biochemie und Pharmakologie des Alkohols, Grundbegriffe der Sucht und ihrer Entstehungsbedingungen, klinische Erscheinungsformen, Fragen der Therapie, Rehabilitation und Prävention.
Thieme, 5. Aufl. 1998, 462 S.
Best.-Nr. 100053

Petry, Jörg (Hrsg.)
Alkoholismus
Kulturhistorische, psychosoziale und psychotherapeutische Aspekte
Das Buch enthält ausgewählte Texte des Autors zu begrifflichen, kulturhistorischen, zeitgeschichtlichen, sozialen und psychotherapeutischen Problematiken des Alkoholismus. Dabei werden spezielle therapeutische Fragestellungen zu Therapiezielen und -strategien sowie zu Motivations- und Rückfallbewältigungsprozessen aufgegriffen. Mit Kommentaren von Götz Beyer, Hermann Fahrenkrug, Wilma Funke, Johannes Herwig-Lempp, Konrad Reschke, Arnold Schmieder, Ralf Schneider, Dirk Schwoon und Hans Watzl. Im Kapitel „Spezielle Problemgruppen" werden die Suchtthesen innerhalb der Allgemeinen und Speziellen Vampirologie sowie der Vampirische Alkoholismus untersucht.
Neuland, 1998, 256 S.
Best.-Nr. 174

Alkoholprobleme (Ratgeber)

Arenz-Greiving, Ingrid
Abhängig vom Alkohol?
Wege aus einer Krankheit – ein Ratgeber für Betroffene und Angehörige
Woran merkt man, daß die Schwelle vom Genuß zur Abhängigkeit überschritten wird? Bin ich alkoholabhängig oder -gefährdet? Was ist seelische und körperliche Abhängigkeit? Gibt es Unterschiede zwischen alkoholabhängigen Männern und Frauen? Welche Auswirkungen hat eine Alkoholkrankheit auf die Angehörigen? Welche Hilfen gibt es und wer bezahlt diese Maßnahmen? Was ist ein Rückfall? Die Autorin geht auf Ängste und Vorurteile ein, die Suchtkranke und ihre Angehörigen bewegen. Und noch wichtiger: Sie macht Mut zur Veränderung. Lambertus, 2. Aufl. 1998, 36 S.
Best.-Nr. 100063

Dombrowski, Hans-Ulrich
Lösungswege bei Alkoholproblemen
Ein praktischer Ratgeber für Betroffene, Angehörige und Interessierte
Psychologie und Lebenshilfe, 1999, 120 S.
Best.-Nr. 106583

Feuerlein, Wilhelm u. a.
Wenn Alkohol zum Problem wird
Hilfreiche Informationen für Angehörige und Betroffene
Ein Ratgeber zum Problem des Alkohol- und Medikamentenmißbrauchs für Betroffene und Interessierte. 84 Einzelkapitel, nach Frage-Antwort-System gegliedert, beschreiben Symptome, Vorbeugung und Behandlung des Alkoholismus.
Trias, 4. Aufl. 1999, 128 S.
Best.-Nr. 100054

Hoffmann, Alexander u. a.
Endlich frei von Alkohol
Rat und Hilfe für Betroffene und Angehörige
Bereits das Bewußtsein über die eigene Abhängigkeit oder die der Betroffenen ist der erste Schritt in ein neues Leben. Dieser Ratgeber motiviert zu aktivem Handeln und zeigt die Chancen eines Neubeginns auf. Neben detaillierten Informationen über die Krankheit Alkoholismus durchleuchtet er im Zuge der Gesundheitsreform den Dschungel der unterschiedlichen Hilfs- und Therapieangebote, neben deren seriösen Angeboten sich auch ambulante BeraterInnen und Institute ohne wirkliche Kompetenz finden.
Umschau / Braus, 1999, 176 S.
Best.-Nr. 106160

Neuber, Hans Peter
Süchtig
Sucht erkennen und heilen. Ratgeber für Interessierte, Betroffene und Angehörige, geschrieben von einem „trockenen" Alkoholiker
Reichel, 3. Aufl. 1998, 86 S.
Best.-Nr. 106558

Hüllinghorst, Rolf u. a.
Alkohol-Probleme, so können Sie helfen
Wann wird die Gewohnheit zur Sucht? Tips für Angehörige, Freunde und Kollegen. Dauerhaft trocken: Was Sie dazu beitragen können.
Alkohol-Probleme sind nicht nur für Betroffene eine Belastung. Dieses Buch zeigt Ihnen, wie Sie als Außenstehende/r Angehörigen, FreundInnen oder KollegInnen helfen können. Dieser praktische Ratgeber macht Ihnen den Anfang leichter. Er stellt Ihnen für verschiedene Situationen Gesprächs-Konzepte vor. Nutzen Sie die unterschiedlichen Strategien je nachdem, wie nah Sie dem/der Betroffenen stehen. Auch während und nach der Therapie ist Ihre Unterstützung wichtig. Dieses Buch erklärt Ihnen leicht verständlich, in welche Fallen Betroffene stolpern können.
Trias, 1998, 128 S.
Best.-Nr. 106220

Riegas, Volker
Alkoholprobleme
Ein Ratgeber für Angehörige und andere Betroffene
In diesem Buch zeigt der Autor, Leiter einer Suchtberatungsstelle, Wege zur Veränderung im Zusammenleben mit alkoholkranken Menschen auf. Er bietet Lösungsmöglichkeiten, dem/der Abhängigen zu helfen – manchmal sogar durch Nicht-Hilfe! – ohne in die Sucht eingespannt zu werden. Er regt dazu an, sich als Angehörige/r selbst Unterstützung zu holen. Und er macht Mut, nicht die Hoffnung auf ein Leben frei vom Alkohol aufzugeben.
Blaukreuz, 1999, 144 S.
Best.-Nr. 105576

Werner, A.
Wege weg vom Alkohol
Der Autor beschreibt, was „normales“ und was „problematisches“ Trinken ist und gibt Hinweise darauf, ob eineR abhängig ist oder nicht. Angehörige und persönlich Betroffene finden in diesem Buch konkrete Ratschläge. Adressen von Selbsthilfegruppen, Suchtberatungsstellen und Literaturangaben bieten Hilfe für Alkoholkranke.
Econ, Nachdruck der 6. Aufl. 1999, 236 S.
Best.-Nr. 100076

Partnerschaft, Familie und Sucht

Lask, Karl
Der Kuß der Selene
Frauen von Alkoholabhängigen machen Mut
Die ergreifenden Berichte dieses Buches machen Mut, sich den Partnerschaftskonflikten zu stellen. Aus persönlichem Erleben zeigen sie Wege zur Überwindung auf.
Blaukreuz, 3. Aufl. 1998, 128 S.
Best.-Nr. 101825

Co-Abhängigkeit

Aßfalg, Reinhold
Die heimliche Unterstützung der Sucht: Co-Abhängigkeit
Angehörige von Suchtkranken sind nicht nur passiv mitbetroffen und leiden unter der Krankheit, sie entwickeln oft auch Verhaltensweisen, die geeignet sind, den Prozeß der Suchtkrankheit aufrechtzuerhalten. Aßfalg untersucht den Begriff Co-Abhängigkeit, beschreibt Erscheinungsformen und zieht Schlußfolgerungen für Therapie und Prophylaxe.
Neuland, 3. Aufl. 1999, 40 S.
Best.-Nr. 128

Mellody, Pia
Verstrickt in die Probleme anderer
Über Entstehung und Auswirkung von Co-Abhängigkeit
Co-Abhängigkeit wird inzwischen als eigenes Krankheitsbild erkannt und dementsprechend therapiert. Die Autorin beschreibt die Merkmale und zeigt Auswege aus dieser Krankheit, die weiter verbreitet ist, als mensch zunächst annimmt. Denn die Grenze vom gutgemeinten Helfen zur Co-Abhängigkeit ist oft fließend.
Kösel, 4. Aufl. 1998, 230 S.
Best.-Nr. 101199

Mellody, Pia u. a.
Wege aus der Co-Abhängigkeit
Ein Selbsthilfebuch
Dieses Buch leitet dazu an, sich der Co-Abhängigkeit bewußt zu werden, ihre Wurzeln in der Kindheit zu erkennen und sich davon zu befreien. Anhand des 12-Schritte-Programms bieten die Autorinnen effektive Strategien und Fragen zur Selbstreflexion, um das grundlegende Problem der Co-Abhängigkeit zu bewältigen: den Mangel an Selbstvertrauen.
Kösel, 3. Aufl. 1997, 272 S.
Best.-Nr. 101252

Parker, Christina
Ich weiche nicht mehr aus
Leben mit einem alkoholabhängigen Partner
Die Autorin beantwortet aus eigenem leidvollen Erleben die verzweifelten Fragen der Mitbetroffenen. Sie vermittelt praxiserprobten Rat, Trost und Hoffnung. Die Beziehung kann wieder in Ordnung kommen!
Blaukreuz, 2. Aufl. 1998, 144 S.
Best.-Nr. 103097

Neumann, Christina
Ertrunkene Liebe
Geschichte einer Co-Abhängigkeit
Was ist, wenn der Märchenprinz sich als ein abhängiger, psychisch labiler und körperlich kranker Mensch entpuppt? Was muß eine Beziehung aushalten, was kann eine Partnerin ertragen, wenn sie sich nicht selbst aufgeben und hilflos verstricken will in Lügen und Illusionen? Abhängigkeit und Co-Abhängigkeit sind Themen des Buches von Christina Neumann, in dem sie die Geschichte ihrer Liebe zu Robert und ihrer zunehmenden Verstrickung in seine Alkoholabhängigkeit erzählt.
Psychiatrie, 1998, 220 S.
Best.-Nr. 105893

Kinder von Suchtkranken

Bertenghi, Claudia
Kinder drogenabhängiger Eltern
Wie leben Familien in Abhängigkeit? Wie konnte es dazu kommen? Wie sind die Kinder betroffen, und was erleben sie? Das Buch informiert fundiert über die Entwicklung von Kindern abhängiger Eltern. Abhängigkeit wird als Familienproblem erkannt, das Eltern und Kinder gemeinsam betrifft. Es hat seine Wurzeln in der Geschichte der Eltern und wirkt weiter, wenn die Kinder erwachsen geworden sind. Die umfassende Sicht der Autorin ist die Grundlage für vertiefte Hilfestellung und eine nachhaltige Prävention. Dabei ist auch nach den Fähigkeiten dieser Familien zu fragen und nach deren Möglichkeiten zur Veränderung und Entwicklung, die es zu fördern und zu unterstützen gilt.
Pro Juventute, 1997, 214 S.
Best.-Nr. 105448

Boss, Monika u.a.
Aber sag es niemandem!
Ein falsches Familiengeheimnis
Ist Mama krank? Sie ist so traurig und müde – und trinkt Alkohol als Medizin. Dann mag sie ihre Kinder nicht um sich haben. Oft hat Clara Angst um ihre kleineren Geschwister, und sie muß für ihr Alter viel zuviel Verantwortung tragen. Auch soll sie keine Freundschaften eingehen. Papa sagt, das alles soll sie niemandem erzählen. Das ist Familiensache! Darf Clara Hilfe holen? Und wo? (ab 8 Jahre).
Adonia, 1998, 32 S.
Best.-Nr. 105948

Lindemann, Frank u. a.
Den Suchtkreislauf durchbrechen
Hilfen für Kinder aus suchtbelasteten Familien
Mit der Beschreibung der Verhaltensauffälligkeiten, die Kinder von Suchtkranken aufweisen können, machen die AutorInnen deutlich, daß diese, entgegen mancher Vermutung ihrer Eltern („Mein Kind hat nix gemerkt"), sehr viel von dem gestörten Familienleben erlebt haben. Dies wird unterstrichen durch die Aussagen von sieben Kindern, Jugendlichen und jungen Erwachsenen, die rückblickend Erlebnisse schildern, die sich in ihren suchtbelasteten Familien abspielten. Diese Aussagen entstammen dem Video von Gruscha Rode (Best.-Nr. 104 279) und eignen sich besonders zum Einstieg in die Thematik in Selbsthilfegruppen. Hilfemöglichkeiten und Angebote der Abstinenz- und Selbsthilfeverbände sowie weitere Literaturempfehlungen machen diese Broschüre zu einem unentbehrlichen Ratgeber für die familienorientierte Suchtkrankenhilfe.
Neuland, 1999, 96 S.
Best.-Nr. 198

Lambrou, Ursula
Familienkrankheit Alkoholismus
Im Sog der Abhängigkeit
Kinder von AlkoholikerInnen leiden noch als Erwachsene an den Wunden und Verletzungen, die sie in ihrer Kindheit erfahren haben und quälen sich oft ein Leben lang mit Angst-, Schuld- und Rachegefühlen.
rororo, 31.–33. Tsd. 1998, 250 S.
Best.-Nr. 101041

Woititz, Janet
Um die Kindheit betrogen
Hoffnung und Heilung für erwachsene Kinder von Suchtkranken
Kinder von Suchtkranken sind vielfältigen Belastungen ausgesetzt, ihr Alltag ist bestimmt durch Angst, Scham und Wut. Die Autorin macht konkrete Vorschläge, diese Erfahrungen zu verarbeiten.
Kösel, 4. Aufl. 1998, 174 S.
Best.-Nr. 101016

Woititz, Janet
Sehnsucht nach Liebe und Geborgenheit
Wie erwachsene Kinder von Suchtkranken Nähe zulassen können
Die Sehnsucht nach Liebe und Geborgenheit und der Wunsch nach Nähe begleiten uns alle das ganze Leben lang, besonders jedoch diejenigen, die in einer Suchtfamilie aufgewachsen sind. Da in ihrer Kindheit ein Rollenvorbild für funktionierende Beziehungen fehlte, sind sie unsicher und suchen allzu rasch die Schuld bei sich selbst. Wie wichtig es ist, loszukommen von diesen Verhaltensmustern, die uns viel Kummer bereiten, zeigt die Autorin in diesem Buch.
Kösel, 2. Aufl. 1998, 144 S.
Best.-Nr. 101200

Alkohol – Erzählungen und Romane

Bethke, Axel
Aufgetaucht
'ne Säuferkarriere und mehr
Mitteldt. Verlag, 1998, 96 S.
Best.-Nr. 106581

Breuer, Michael
Alkohol, die Liebe und die Hoffnung
Der Autor schildert seine Erlebnisse und Erfahrungen als Alkoholkranker, ohne dabei moralisierend oder anklagend zu wirken. Sein Anliegen ist es, den LeserInnen zu zeigen, wie schnell man in den Teufelskreis der Alkoholabhängigkeit gerät, wie schwer es ist, sie als Sucht zu akzeptieren, sie als Krankheit zu begreifen und wie lange es dauert, einen Weg aus dieser Sackgasse zu finden.
Snayder, 1998, 84 S.
Best.-Nr. 106077

Fallada, Hans
Strafgefangener Ditzen, Zelle 32
Tagebuch 22. Juni – 2. September 1924
Wegen Unterschlagung verurteilte das Schöffengericht Bunzlau im Sommer 1923 den Gutsbeamten Rudolf Ditzen, besser bekannt als Hans Fallada, zu sechs Monaten Gefängnis. Weil er Geld gebraucht hatte für seine Rauschgift- und Alkoholsucht, hatte er Korn verschoben. Mit einer Lebendigkeit und Anschaulichkeit, die den künftigen großen Romanautor Fallada spüren lassen, berichtet er vom Gefängnisleben, von dessen geschriebenen und ungeschriebenen Gesetzen, von der Kunst des Streichholzspaltens und des Kippenstukens, von seinen nächtlichen Träumen und davon, wie er, der linkische Intellektuelle, mit diesen Umständen zurechtkommt.
Aufbau, 1998, 214 S.
Best.-Nr. 106162

Harten, Rolf u. a. (Hrsg.)
Hinter Gläsern
Alkohol in der Literatur
Eine Anthologie deutschsprachiger AutorInnen der letzten 200 Jahre, die die verschiedensten Auswirkungen des Alkoholkonsums auf Individuum und Gesellschaft behandelt. U. a. mit Beiträgen von Benn, Böll, Brecht, Fallada, Heine, Hesse, Morgenstern, Schiller und Storm.
Neuland, 1991, 112 S.
Best.-Nr. 092

Egner, Eugen
Aus dem Tagebuch eines Trinkers
Das letzte Jahr
19. 3.: Nachgedacht über Worte eines Freundes: „Die Sonne müßte nachts scheinen, am Tage ist es doch sowieso hell." Wieder geweint. Rum.
Haffmans, Neuaufl. 1999, 80 S.
Best.-Nr. 101235

Knapp, Caroline
Alkohol, meine gefährliche Liebe
Caroline Knapp, die in diesem Buch die Geschichte ihrer Sucht beschreibt, gehörte zu den „funktionierenden" AlkoholikerInnen. Niemals hat sie bei der Arbeit getrunken, nie ihre Pflichten vernachlässigt oder gar ihren Job verloren. Das Trinken war gut integriert in die Fassade einer erfolgreichen Karriere. Doch zugleich zerstörte der Alkohol allmählich ihr Leben und ihre Beziehungen. Als sie schließlich im Rausch beinahe die Kinder ihrer besten Freundin umbringt, wird ihr klar, daß diese Liebe zum Alkohol nur tödlich enden kann.
rororo, 1998, 318 S.
Best.-Nr. 105492

London, Jack
König Alkohol
„Ich wollte fort von der Eintönigkeit und Alltäglichkeit. Ich war in der Blüte meiner Jugend, durchdrungen von Romantik und Abenteuern, und ich träumte von dem wilden Leben, der wilden Welt des Mannes. Ich ahnte nicht, daß alles Tun in dieser Welt des Mannes eng mit dem Alkohol verknüpft war." Ein faszinierender, stark autobiographisch gefärbter Roman.
dtv, 18. Aufl. 1998, 158 S.
Best.-Nr. 100863

Lair, Jacqueline u. a.
Von mir aus nennt es Wahnsinn
Protokoll einer Heilung
Aufzeichnungen über einen sechswöchigen Aufenthalt in der psychosomatischen Klinik Bad Herrenalb.
Kreuz, 11. Aufl. 1998, 322 S.
Best.-Nr. 100862

Schaper, Rüdiger
Der Entertainer der Nation
Harald Juhnke, Zwischen Glamour und Glosse
Ob er nun wirklich der „deutsche Sinatra" genannt werden kann oder nicht – als gläserner Mensch des Medienzeitalters hat Harald Juhnke längst US-amerikanische Dimensionen erreicht. In diesem differenziert geschriebenen Buch schildert der Autor den Entertainer auf eine Weise, die zugleich kritisch und wohlwollend ist. Dem „Phänomen" Harald Juhnke wird ebenso Respekt gezollt wie dem Menschen.
Argon, 1997, 230 S.
Best.-Nr. 105642

Sinclair, Upton
Alkohol
Die USA in den Wirren von wirtschaftlichen Krisen, Arbeitslosigkeit und Prohibition: Maggie und Kip, deren Familien durch den Alkohol zerstört wurden, werden zu „Wowsern", glühenden AnhängerInnen der Prohibition, und machen dabei keinen Unterschied zwischen Freund und Feind. Ein Klassiker der Gesellschaftskritik in der Übersetzung des Literaturnobelpreisträgers Elias Canetti.
Piper, 1998, 416 S.
Best.-Nr. 101668

Alkohol – Kinder- und Jugendbücher

Levoy, Myron
Adam und Lisa
Die 14jährige Lisa verliebt sich in ihren Mitschüler Adam, der in einem verfallenen Holzhaus lebt und behauptet, er stamme vom Planeten Wega X. Nach und nach begreift sie, daß Adam sich damit selbst belügt, um sein Kindheitstrauma – den alkoholabhängigen, gewalttätigen Vater – und die ärmlichen Verhältnisse, in denen er jetzt lebt, zu verdrängen.
dtv, 8. Aufl. 1997, 176 S.
Best.-Nr. 101443

Stewart, Maureen
Alki? Ich doch nicht!
Vicki ist ein nettes Mädchen. Sie geht zur Schule, macht ihre Tests, ist eine gute Schülerin. Und sie trinkt! Ein Therapeut will ihr helfen. Doch sie lehnt jede Hilfe ab. Geschickt kombiniert die australische Autorin in dem Buch die tagebuchartigen, emotionsgeladenen Notizen der Schülerin an die Adresse des Therapeuten mit dessen Kommentaren. Ein bewegendes Szenarium, das auch Diskussionsgrundlage sein will.
Ravensburger, 1997, 96 S.
Best.-Nr. 104663

Ziem, Jochen
Boris, Kreuzberg, 12 Jahre
Der Vater ist bei einem Betriebsunfall umgekommen, die Mutter säuft. Boris ist zwar erst zwölf, aber er hat schon viel Übles erlebt. Das hat ihn verschlossen und mißtrauisch gemacht. In die Schule kommt ein neuer Lehrer, der ihn ernst nimmt und ihm hilft, sich aus seinem kaputten Milieu zu befreien.
dtv, 5. Aufl. 1997, 126 S.
Best.-Nr. 100979

Alkoholfreie Mixgetränke

Brandl, Franz
Drinks ohne Alkohol
Erfrischende Mixereien mit Säften, Eiscreme, Limonade... Muntermacher mit Kaffee und Tee
Erfrischende, fruchtige, prickelnde Drinks ohne Alkohol selber mixen. Mit den pfiffigen und unkomplizierten Mix-Ideen für Apricot-Flip, Exotic-Fruit-Punch, Mangozauber oder Litschi-Kirsch-Bowle gelingt alles ganz leicht. Dazu: Garniervorschläge und wichtige Infos über Geräte und Zubehör.
G & U, 6. Aufl. 1998, 64 S.
Best.-Nr. 102083

Brandl, Franz
Cocktails ohne Alkohol
Fruchtig und frisch, prickelnd und peppig für heiße Tage und Nächte
Der Autor hat ein umfangreiches Buch mit Rezepten für alkoholfreie Cocktails zusammengestellt. Früchte, Milchprodukte, Kaffee, Limonaden und spritzige Säfte sind die Grundsubstanzen seiner über 100 Mixgetränke.
Cormoran, 1997, 112 S.
Best.-Nr. 104008

Pütz, Jean u. a.
Fruchtig frisch mit Frusip's
Mehr als 150 Rezepte mit Fruchtsirupkonzentraten
Die Frusips der „Hobbythek“, köstliche Fruchtsirupkonzentrate, die es in knapp 4 verschiedenen Geschmacksrichtungen gibt, werden ohne Zuckerzusatz, vitaminschonend und ohne chemische Konservierungsmittel hergestellt. Sie sparen Verpackungsmüll und erlösen Sie von dem lästigen Schleppen schwerer Getränkekisten. Und sie sind nicht nur für Getränke ideal. In mehr als 150 Rezepten zeigen wir Ihnen, wie Sie Frusips raffiniert und köstlich in Ihrer Küche einsetzen können.
VGS, 1997, 94 S.
Best.-Nr. 102436

Rudolf, Karl
50 Mix-Drinks ohne Alkohol
50 Mixgetränke mit Pfiff – aus Säften, Sirup, Milch und Sodawasser oder anderen Erfrischungsgetränken.
Hädecke, Neuaufl. 1997, 64 S.
Best.-Nr. 100842

Bestellschein für Literatur zum Thema Sucht

Anz.	Best.-Nr.	Autor, Titel	Preis in DM*
...	107	Alsen-Hinrichs, Suchtmittel	17,80
...	100 063	Arenz-Greiving, Abhängig vom Alkohol?	6,00
...	128	Aßfalg, Heimliche Unterstützung der Sucht	15,80
...	105 448	Bertenghi, Kinder drogenabhängiger Eltern	32,80
...	106 581	Bethke, Aufgetaucht	14,80
...	105 948	Boss, Aber sag es niemandem!	25,00
...	104 008	Brandl, Cocktails ohne Alkohol	15,00
...	102 083	Brandl, Drinks ohne Alkohol	12,90
...	105 879	Braun, Der alltägliche Kick	39,80
...	106 077	Breuer, Alkohol, die Liebe und die Hoffnung	18,00
...	106 583	Dombrowski, Lösungswege bei Alkoholproblemen	24,00
...	101 235	Egner, Aus dem Tagebuch eines Trinkers	15,00
...	106 162	Fallada, Strafgefangener Ditzen	34,00
...	100 053	Feuerlein, Alkoholismus, Mißbrauch	44,00
...	100 054	Feuerlein, Wenn Alkohol zum Problem wird	19,80
...	109	Gross, Was ist das Süchtige an der Sucht?	29,80
...	104	Harten, Gibt es eine Suchtpersönlichkeit?	12,80
...	092	Harten, Hinter Gläsern	24,80
...	103	Harten, Normal und süchtig	19,80
...	133	Harten, Sucht, was ist das eigentlich?	3,50
...	106 160	Hoffmann, Endlich frei von Alkohol	29,90
...	106 220	Hüllinghorst, Alkohol-Probleme	19,80
...	105 492	Knapp, Alkohol, meine gefährliche Liebe	16,90
...	100 862	Lair, Von mir aus nennt es Wahnsinn	49,90
...	101 041	Lambrou, Familienkrankheit Alkoholismus	14,90
...	198	Lindemann, Den Suchtkreislauf durchbrechen	15,80
...	101 825	Lask, Der Kuß der Selene	19,80
...	101 443	Levoy, Adam und Lisa	9,90
...	101 050	Lindenmeyer, Lieber schlau als blau	32,00
...	100 863	London, König Alkohol	12,90
...	101 199	Mellody, Verstrickt in die Probleme anderer	34,00
...	101 252	Mellody, Wege aus der Co-Abhängigkeit	39,80
...	106 558	Neuber, Süchtig	19,80
...	105 893	Neumann, Ertrunkene Liebe	24,80
...	103 097	Parker, Ich weiche nicht mehr aus	19,80
...	174	Petry, Alkoholismus	58,00
...	102 436	Pütz, Fruchtig frisch mit Frusip's	29,80
...	105 576	Riegas, Alkoholprobleme	14,90
...	104 279	Rode, Nichts für Kinder (Video)	48,00
...	100 842	Rudolf, 50 Mix-Drinks ohne Alkohol	17,80
...	105 642	Schaper, Der Entertainer der Nation	38,00
...	100 037	Schneider, Die Suchtfibel	19,80
...	101 668	Sinclair, Alkohol	16,90
...	104 663	Stewart, Alki? Ich doch nicht!	8,90
...	100 076	Werner, Wege weg vom Alkohol	16,00
...	101 200	Woititz, Sehnsucht nach Liebe	28,00
...	101 016	Woititz, Um die Kindheit betrogen	29,80
...	100 979	Ziem, Boris, Kreuzberg, 12 Jahre	9,90

*Preisänderungen vorbehalten

Rechnungs-/Lieferanschrift:
Bitte in Blockbuchstaben oder mit Schreibmaschine ausfüllen!

|__|__|__|__|__|
Kundennummer, falls bekannt

____
Name, Vorname

____
ggf. Einrichtung/Firma

____
Anschrift

____
PLZ, Ort

____
Tel. tagsüber

____
Fax

____
eMail

____
Datum, Unterschrift

Ich zahle die Summe (zzgl. Versandkosten) auf folgende Weise:

O Bequem und bargeldlos per Bankeinzug

____
Bank

|__|__|__|__|__|__|__|__|
BLZ

|__|__|__|__|__|__|__|__|__|__|
Konto-Nr.

Bitte buchen Sie alle fälligen Rechnungsbeträge von meinem Girokonto ab. Dies gilt auch für künftige Lieferungen. Diese Abbuchungserklärung kann ich jederzeit widerrufen. Dazu genügt eine kurze Mitteilung.

____
Datum, Unterschrift KontoinhaberIn

O Gegen Rechnung an obenstehende Anschrift

Richten Sie Ihre Bestellung bitte an: **NEULAND** Verlagsgesellschaft mbH
Fachverlag u. Versandbuchhandlung
Postfach 1422
D-21496 Geesthacht
Tel.: 04152 / 81342
Fax: 04152 / 81343
eMail: vertrieb@neuland.com